Gerhard Klösch
mit John Dittami und Josef Zeitlhofer

Aufgedeckt
Wie Paare miteinander schlafen

Buch

Wie schlafen Sie besser – allein oder zu zweit in einem Bett? Können Sie schlechter einschlafen, wenn der Partner an Ihrer Seite fehlt, oder sind Sie morgens oft unausgeschlafen, weil der »unruhige Geist« neben Ihnen Sie mit seinem ständigen Hinundherwälzen und lautem Dauerschnarchen die halbe Nacht über wachgehalten hat?

Wenn das Schlafbedürfnis zu kurz kommt oder der Schlaf-Wach-Rhythmus eines Menschen immer wieder durcheinandergerät, wirkt sich das über kurz oder lang auf die Gesundheit aus. In der Wissenschaft wird die Schlafforschung daher vielfach als Teilgebiet der Medizin angesehen. Als Grundlagenforschung umfasst sie aber so unterschiedliche Disziplinen wie Biologie, Medizin, Psychologie, Verhaltensforschung und Sozialwissenschaften.

Die Autoren dieses Buches greifen auf die Forschung in ihrer ganzen Breite zurück und richten dabei den Blick vor allem auf die Frage, wie das Schlafen zu zweit sich auf die Schlafqualität, auf das allgemeine Wohlbefinden und die Qualität der jeweiligen Paarbeziehung auswirkt. Die Ergebnisse ihrer wissenschaftlichen Studien mit Paaren verbinden sie mit einer Reise durch die Kultur- und Wissenschaftsgeschichte zum Thema Schlafgewohnheiten und Schlafsitten.

So finden Sie in diesem Buch alles Wichtige über die Funktion des Schlafs, den gesellschaftlichen Hintergrund von »Schlafarrangements«, über das unterschiedliche Schlafverhalten von Frauen und Männern und schließlich über das Schlafen zu zweit mit all seinen Wirkungen und Nebenwirkungen.

Autoren

Gerhard Klösch studierte Psychologie und Politikwissenschaften und ist Schlafforscher an der Universitätsklinik in Wien. Er erforscht das Phänomen Schlaf und Traum sowie Schlaf-Wach-Rhythmusstörungen.

John Dittami ist Professor und Vorstand des Departments für Verhaltensbiologie der Universität Wien und Experte für biologische Rhythmen, Endokrinologie und Verhaltenswissenschaften.

Josef Zeitlhofer ist Professor und Leiter des Schlaflabors an der Universitätsklinik in Wien und ist spezialisiert auf die Behandlung und die Durchführung wissenschaftlicher Studien.

Gerhard Klösch

mit John Dittami
und Josef Zeitlhofer

Aufgedeckt

Wie Paare miteinander schlafen

blanvalet

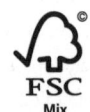

Verlagsgruppe Random House FSC-DEU-0100
Das für dieses Buch FSC-zertifizierte Papier *Holmen Book Cream*
liefert Holmen Paper, Hallstavik, Schweden.

1. Auflage
Taschenbuchausgabe Dezember 2009 bei Blanvalet,
einem Unternehmen der Verlagsgruppe
Random House GmbH, München.
Copyright © der deutschsprachigen Ausgabe 2008 by
F.A.Herbig Verlagsbuchhandlung GmbH, München.
Das Hardcover ist unter dem Titel »Ein Bett für zwei.
Unsere Schlafgewohnheiten neu erforscht« erschienen.
Umschlaggestaltung: HildenDesign, München
Umschlagmotiv: © plainpicture/Fancy
NB · Herstellung: RF
Satz: dtp im Verlag
Druck und Bindung: GGP Media GmbH, Pößneck
Printed in Germany
ISBN: 978-3-442-37320-8

www.blanvalet.de

Inhalt

Vorwort

Das Wort »Schlaf« bezeichnet einen physiologischen Zustand, den wir nur eingeschränkt bewusst wahrnehmen. Der Schlaf ist aber auch ein Teil des Lebens mit vielen Gesichtern. Ein Drittel unserer Lebenszeit verbringen wir in diesem Zustand, den Shakespeare in Macbeth als »die nahrhafteste Speise im Gastmahl des Lebens« bezeichnet. Obwohl wir täglich an diesem »Gastmahl« teilnehmen, ist der Schlaf für uns nach wie vor ein großes Rätsel. Zum einen hat das damit zu tun, dass die Schlafforschung als eine sehr junge Wissenschaft nicht einmal ihren Kinderschuhen entwachsen ist, zum anderen damit, dass der Schlaf in Abhängigkeit vom kulturellen Umfeld mit den unterschiedlichsten Vorstellungen verknüpft wird. So bezeichnet Macbeth den Schlaf als »the death of each day's life« (wörtlich übersetzt: »der Tod eines jeden Lebenstages«), doch die deutsche Übersetzung von Christoph Martin Wieland sieht darin »die Geburt jedes folgenden Tages«. Warum? Für viele Menschen ist Schlaf ein Nicht-Zustand, geprägt durch die Abwesenheit jeglicher Aktivität, für andere wiederum ein Balsam und Lebenselixier, das der Erholung und der Regeneration dient. Für manche ist er immer noch verlorene Zeit oder, wie für Macbeth, etwas, vor dem man sich fürchtet.

Schlaf ist ein wesentlicher Teil unseres Lebens, ein komplexer Prozess mit ähnlichen Regelmäßigkeiten, wie sie auch das Atmen, die Verdauung und den Kreislauf des Blutes charakterisieren. Der Schlaf bildet auch den Rahmen für viele lebenswichtige Funktionen: Er dient der Erholung, dem Wachstum, und er spielt eine wichtige Rolle bei der Krankheitsbekämpfung und Fortpflanzung. Auch wird in Nächten viel gedacht – mitunter nicht ganz freiwillig – und wir reflektieren oft wichtige Ereignisse des Tages. So ist es nicht überraschend, dass der Schlaf eine wesentliche Rolle beim Einspeichern von Lerninhalten spielt.

Darüber hinaus ist Schlaf auch Verhalten: Selten wachen wir in der Früh genauso auf, wie wir uns am Abend zuvor hingelegt haben. Wir verändern mehrfach unsere Schlafposition, und unsere Körperbewegungen im Schlaf werden von vielen Faktoren wie Zimmertemperatur und psychische Verfassung, aber auch durch unsere Mitschläfer beeinflusst. Das Verhalten während des Schlafs hat Auswirkungen auf das Gefühl von »Ausgeschlafen- und Erholtsein«. Es ist nicht nur wichtig, dass man schläft, sondern genauso wichtig ist, wie man schläft!

Mit diesen »Erkenntnissen« im Hintergrund haben wir vor einigen Jahren begonnen, den Schlaf als einen Prozess zu betrachten, der sich sowohl auf physiologischer als auch auf der Verhaltensebene äußert. So wird die Physiologie des Schlafes durch die Aktivitäten des Tages und der Nacht beeinflusst: Umwelt und Verhaltensweisen im Tagesablauf helfen unserer »inneren Uhr«, verschiedene Körperfunktionen wie die Verdauung, die Hormonausschüttung und den Schlaf zu harmonisieren und an unsere Bedürfnisse anzupassen. Psychische und körperliche Krankheiten bewirken dagegen einerseits Unregelmäßigkeiten im Ablauf von Körperfunktionen, andererseits haben sie Folgen für den Schlaf. Es gibt wohl keine Krankheit, die nicht auch Auswirkungen auf den Schlaf-Wach-Rhythmus hätte. Eine Schlafstörung wiederum beeinflusst den Tagesablauf; ein Teufelskreis entsteht. Die Frage ist, ob durch eine Neustrukturierung des Tagesablaufes und durch die Behandlung der Schlafstörung sich auch eine dahinterliegende Krankheit positiv beeinflussen lässt.

Durch Medikamente oder andere Maßnahmen wie Tagesstrukturierung und Lichttherapie wird versucht, die Schlaf-Wach-Rhythmen von Menschen zu verbessern. Licht dient als Zeitgeber unserer inneren Uhr. Wir brauchen eine starke Lichtquelle, wie die Sonne, um unsere innere Uhr einzustellen. Geringe Lichtintensitäten (etwa die Helligkeit einiger Leuchtstoffröhren) reichen dafür nicht aus. Substanzen wie das Hormon Melatonin können ebenfalls helfen, den Schlaf zu optimieren, und führen zu Verbesserungen der kognitiven Leistungsfähigkeit und der psychischen Befindlichkeit bei älteren Patienten.

Eine andere Möglichkeit, den Schlaf-Wach-Rhythmus neu zu strukturieren, sind sogenannte »soziale Zeitgeber«. Darunter fallen alle Arten von Sozialkontakten und Freizeitaktivitäten, der tägliche Spaziergang mit dem Hund gehört dazu genauso wie das gemeinsame Abendessen mit der Familie oder eine Partnerschaft.

Unsere ersten Untersuchungen zum Thema »Schlaf und soziales Umfeld« konnten wir mit älteren Patientinnen in Pflegeheimen durchführen. Aus Studien mit Haustierbesitzern wussten wir, dass eine Beziehung zu einem Haustier beim Menschen die Belastbarkeit im Hinblick auf Stress verbessern kann. Die Frage war, ob der regelmäßige Kontakt zu Haustieren wie Meerschweinchen oder Hunden auch die Qualität des Schlafes positiv beeinflussen kann. Die Resultate einiger Studien dazu waren sehr ermutigend, und einige Patientinnen zeigten beeindruckende Verbesserungen in ihrem Schlaf-Wach-Rhythmus: Die Schlafqualität verbesserte sich, das allgemeine Wohlbefinden stieg an und auch das Interesse an sozialen Aktivitäten verbesserte sich. »Meine Mutter redet zum ersten Mal seit Jahren wieder mit mir!«, war eine typische Aussage eines der Angehörigen.

Doch nicht bei allen Patientinnen stellten sich solch erfreuliche Veränderungen ein. Bei manchen Studienteilnehmerinnen konnten wir schlichtweg überhaupt keine Veränderungen wahrnehmen. Bei der genaueren Analyse der erhobenen Daten ist uns dann aufgefallen, dass der Erfolg des Tierkontaktes davon abhing, ob bereits früher schon Erfahrungen mit Haustieren gemacht wurden: Wer bereits einmal in seinem Leben ein Haustier hatte, konnte trotz einer Alzheimererkrankung ein Haustier pflegen und dadurch seinem Tagesablauf einen neuen Rhythmus geben. Diese Art von Therapie war aber nur begrenzt einsetzbar.

Wir konnten jedoch noch eine andere Beobachtung machen: Der allgemeine Gesundheitszustand der Patientinnen war deutlich besser, wenn regelmäßig Besuche durch einen Partner oder durch Angehörige stattfanden. Ja selbst die wöchentlichen Besuche der Versuchsleiterin zeigten positive Wirkungen. Durch diese Beobachtung angeregt, fragten wir uns, ob nicht ein Partner oder eine Partnerin im Bett eine ähnliche Wirkung auf den Schlaf haben könnte wie die Anwesenheit eines Haustiers. In diesem Fall wäre die Förderung von Partnerschaften unter Patienten und Patientinnen ein möglicher therapeutischer Ansatz, um Schlafstörungen und ihre Begleiterscheinungen zu behandeln. Schließlich hat (fast) jeder im Leben Erfahrungen mit einem Partner, einer Partnerin gemacht, und Nebeneffekte wie bei unserer »Haustierstudie« könnten somit von vornherein ausgeschlossen werden.

Auf dem Papier schien die Idee gut, doch es fehlte uns an Information und Erfahrungen. Was passiert, wenn Partnerschaften entstehen und die Betroffenen sich entschließen, ihr Bett miteinander zu teilen? Obwohl das »Mit- und Beieinanderschlafen« in unserer Gesellschaft der Regelfall ist und gerne ausführlich in der Öffentlichkeit beredet wird, gibt es kaum wissenschaftliche Studien über das Schlafen zu zweit oder den »Paarschlaf«, wie wir es auch gerne bezeichnen.

So haben wir uns entschlossen, das Phänomen »Zwei in einem Bett« etwas genauer unter die Lupe zu nehmen. Das geschah zum einen durch empirische Studien mit Paaren und zum anderen durch eine kleine Reise durch die Kultur- und Wissenschaftsgeschichte zum Thema Schlafgewohnheiten und Schlafsitten. Dabei stießen wir auf eine Reihe verborgener Quellen, die über Bettpartnerschaften erstaunliche Fakten ans Tageslicht förderten. Sie werfen auch Licht auf die komplexen Zusammenhänge zwischen Schlafverhalten und unserem physischen und psychischen Wohlbefinden. Da dieses Thema uns alle betrifft, haben wir uns vorgenommen, eine Auswahl an Themen über die Funktion des Schlafs, den soziokulturellen Hintergrund von Schlafarrangements, das unterschiedliche Schlafverhalten von Frauen und Männern und letztendlich das Schlafen zu zweit mit all seinen Wirkungen und Nebenwirkungen zu bearbeiten und der interessierten Öffentlichkeit zur Verfügung zu stellen. In diesem Sinne wünschen wir Ihnen als Autoren, als Psychologe, Arzt und Biologe, viel Vergnügen beim Lesen dieses Buches und vielleicht auch einen besseren »Schlaf zu zweit«!

Selbst hinter einem »kleinen« Buch wie diesem steckt die Arbeit vieler unsichtbarer Helfer, denen die Autoren an dieser Stelle herzlich danken wollen. An erster Stelle gilt unser Dank den Paaren, ohne deren Mitarbeit und Aufgeschlossenheit wir dieses Buch nicht hätten verwirklichen können. Unser Dank geht auch an Marietta Keckeis und Pia Pilvie Susanna Rainesto, die unermüdlich unsere Paarschlafstudie betreut haben, sowie an Stanislav Katina und Ivo Machatschke für die technische Unterstützung. Dank an Dagmar Rotter für ihre logistische Hilfe und wissenschaftliche Beratung. Für die Hilfe bei der Auswahl der Literaturzitate sind wir Alexandra Hrasko und Karl Donaubauer zu Dank verpflichtet und schließlich Michaela Waigner für ihre Hilfe beim Korrekturlesen, dem kritischen Kommentieren, den zahlreichen Anregungen und der emotionalen Unterstützung!

Gerhard Klösch
Josef Zeitlhofer
John P. Dittami

Wien, im Januar 2008

Kapitel 1

»Völlig unbestreitbar ist der Grundsatz, dass das Bett
erfunden worden ist, um darin zu schlafen. Es wäre leicht
nachzuweisen, dass der Brauch, zusammen zu schlafen,
im Vergleich mit dem Alter der Einrichtung der Ehe recht
neuen Datums ist.«

(Aus: Honoré de Balzac: Physiologie der Ehe. Krefeld 1920)

Unter welchen Bedingungen Menschen besonders gut schlafen, oder was unternommen werden soll, um den Schlaf
zu verbessern und zu intensivieren, sind Themen, die nicht nur
die akademische Schlafforschung beschäftigen. Zweifelsohne
ist die Erfindung des Betts eine kulturelle Leistung, die in ihrer
Bedeutung der Erfindung des Rades sehr nahe kommt. Dem
stressgeplagten Homo sapiens des beginnenden 21. Jahrhunderts einen Schlafplatz unter einem Felsvorsprung oder in
einer Erdhöhle auf Laub anzubieten ist bestenfalls im Rahmen
eines Selbsterfahrungswochenendes tolerierbar, aber unter
keinen Umständen der ideale Schlafplatz für jeden Tag! Unter
solchen Bedingungen zu schlafen grenzt an Folter, denn um
halbwegs gut zu schlafen, benötigt der moderne Mensch ein
Bett, einen ruhigen Raum, wohl temperiert, ohne Licht natürlich und möglichst geruchsneutral – na ja, ein Hauch von Jasmin wäre angenehm und … kurzum, in unserer gewohnten
Umgebung schläft sich's einfach am besten! Wenn es Zeit zum
Schlafen ist, hat jeder seine lieben Gewohnheiten und besonderen Vorlieben. Das beginnt mit der Wahl der optimalen
Schlafzeiten, den vielen ritualisierten Handlungen, die das
Zubettgehen begleiten, und endet bei dem Wohlfühl-Krims-

krams, mit dem Schlafkammer und Bett ausgestattet sind, um darin zumindest ein paar Stunden süßen und erquickenden Schlaf zu genießen. Manche gönnen sich noch einen Schlummertrunk, andere wiederum lesen ein paar Seiten oder vergewissern sich ein letztes Mal, dass das Fernsehprogramm doch nichts zu bieten hat, um dann das Licht zu löschen und unter die bald wohlig warme Bettdecke zu schlüpfen. Doch halt! Haben wir da nicht irgendetwas vergessen oder übersehen? Etwas so Alltägliches, dass es uns schon gar nicht mehr auffällt? Ein Großteil der Menschheit schläft nicht allein, sondern zusammen mit anderen: Entweder in Gruppen mit der Dorfgemeinschaft, der Familie oder in trauter Zweisamkeit mit Partnerin oder Partner. Ob dieser Brauch, zusammen zu schlafen, jüngeren Datums ist als die Ehe, wie Honoré de Balzac meint, sei dahingestellt. Als Schlafforscher müssen wir jedoch eingestehen, dass der Paarschlaf bis dato kein großes Thema in der wissenschaftlichen Auseinandersetzung mit dem Phänomen Schlaf war. Eine Handvoll Studien, mehr hat die Forschung hier nicht anzubieten. Warum das so ist und was die wenigen Studien über das Schlafen zu zweit ans (Tages-)Licht gebracht haben, davon handelt dieses Kapitel.

Auf der Suche nach der verschlafenen Zeit

Gut geschlafen zu haben kann vieles bedeuten, auf jeden Fall spielt die Schlafumgebung dabei eine wichtige Rolle. In gewohnter Umgebung schläft sich's einfach besser, daran ändern auch die schönsten Urlaubsdomizile nichts. Trotzdem finden fast alle Schlafstudien in der unwirtlichen Atmosphäre von Schlaflaboren statt. Vollgestopft mit elektronischer Messtechnik sind Versuchsräume selten ein Ort der Entspannung und Geborgenheit, in dem sich's auch gut schlafen lässt.

Die Schlafforscher sind sich dieser Limitierungen bewusst, und Versuchspersonen dürfen sich deshalb auch an die Umgebung eines Schlaflabors gewöhnen. Dieser Anpassungsprozess, in der Schlafforschung als »first night effect« (*englischer* Begriff, der eigentlich auf »Uraufführung oder Premiere« hindeutet) bezeichnet, ist uns allen vertraut, wenn wir nicht in »unseren eigenen vier Wänden« schlafen: Erschwertes Einschlafen, häufiges Aufwachen und mehr Leichtschlaf sind die typischen Merkmale dieses Anpassungsprozesses. Ursprünglich waren es die beschränkten technischen Möglichkeiten, die Studien außerhalb des Schlaflabors nicht zuließen. Doch heute stehen der Forschung eine Reihe von Instrumenten zur Verfügung, die Untersuchungen auch in der gewohnten Schlafumgebung von Testschläfern ermöglichen und dies über mehrere Tage und Wochen. Moderne Messgeräte haben die Größe von tragbaren Multimedia-Abspielgeräten oder die Abmessungen einer Armbanduhr, und in Zukunft werden noch kleinere und handlichere Modelle angeboten werden.

Paarschlaf – die optimale Schlafbedingung?!

Die handlichen Aufzeichnungsgeräte zur Registrierung von Biosignalen wie Hirnaktivität, Herzfrequenz, Blutdruck, Atmungsfrequenz oder Körperbewegungen bieten ideale technische Voraussetzungen, um der Frage nachzugehen, was denn eine erholsame, gut geschlafene Nacht ausmacht. Natürlich sollten unsere Testpersonen zu Hause schlafen und mit Geräten, die sie möglichst nicht beim Schlafen stören. Doch was braucht ein Durchschnittsschläfer, um gut zu schlafen? Was sind die Bausteine der »kleinen Nachtmusik«, die uns täglich in den Schlaf gleiten lässt? Nach langem Hin und Her glaubten wir gefunden zu haben, was wir brauchen: Das

Schlafen zu zweit! Verbringt nicht ein Großteil der Bevölkerung die Schlafenszeit in trauter Zweisamkeit? Umfragen bestätigen das, zumindest für die westlichen Industriegesellschaften. Ideal wäre es, Paare zu finden, die gewohnt sind, alleine und gemeinsam zu übernachten, denn dann könnten wir die beiden Schlafbedingungen miteinander vergleichen und wüssten dann Genaueres über die »guten« und »weniger guten« Nächte. Und es stand für uns außer Zweifel, welche Nächte die guten sein würden …

Doch dann kam alles ganz anders. Als wir die Ergebnisse für die ersten drei Paare ausgewertet hatten, staunten wir nicht wenig, als sich ein deutlicher Trend abzuzeichnen begann: Frauen bewerteten die alleine verbrachten Nächte deutlich besser als die Nächte mit Partner. War der Partner anwesend, so schliefen sie unruhiger und beurteilten auch diese Nächte wesentlich schlechter. Männer hingegen schliefen in den Nächten mit Partnerin besser und fühlten sich am Morgen deutlich ausgeschlafener und erholter! Konnten wir den Resultaten trauen oder waren dies nur Zufallsergebnisse, bedingt durch eine kleine Stichprobe? Gespannt warteten wir auf die Auswertungen für die nächsten Paare. Die Ergebnisse waren wieder eindeutig und bestätigten den Trend der ersten Gruppe! Hatten wir etwas falsch gemacht? Oder einen wesentlichen Aspekt nicht berücksichtigt? In einem weiteren Anlauf untersuchten wir eine neue Gruppe von Paaren, doch die Auswertung zeigte das bereits bekannte Muster.

Das Schlafverhalten von Paaren – ein Thema erobert die Medien

Bei zwei internationalen Kongressen berichteten wir über unsere vorläufigen Studienergebnisse und bekamen ein überwältigendes Feedback! In zahlreichen Diskussionen mit Wissenschaftlern und der interessierten Öffentlichkeit wurden unsere Ergebnisse vor allem von Frauen immer wieder bestätigt. Das große Medieninteresse schließlich zeigte uns, dass wir ein Thema aufgegriffen hatten, das viele betraf und in dem sich viele wiedererkannten. Fast zeitgleich mit Fertigstellung unserer Studie erschien ein Buch des amerikanischen Soziologen Paul C. Rosenblatt zum selben Thema mit dem Titel »Two in a bed – The social system of couple bed sharing« und löste ein noch größeres mediales Interesse aus. Es verging kaum eine Woche, in der nicht in Printmedien oder Fernsehmagazinen über das Schlafen zu zweit berichtet wurde. Insgesamt Motivation genug, um sich intensiver mit dem Themenkomplex »Paarschlaf« auseinanderzusetzen und sich einige grundlegende Fragen zu stellen. Doch auch das mussten wir zur Kenntnis nehmen: Dem »Paarschlaf« wurde von wissenschaftlicher Seite kaum Interesse entgegengebracht, und dementsprechend dürftig ist die Faktenlage. Die Kernaussagen der wenigen Studien sind nachfolgend kurz zusammengefasst.

Studien über das Schlafen zu zweit

Beim Durchblättern der Paarschlaf-Studien fiel zunächst auf, dass nur verheiratete Paare untersucht wurden. Das lässt einige Ergebnisse in einem anderen Licht erscheinen, doch darüber später. Eine der ersten und methodisch sehr aufwändigen Studien wurde bereits 1969 von Lawrence Monroe durchgeführt. Das Fazit: Ja, Frauen und Männer beeinflussen sich gegenseitig in ihrer Schlafphysiologie, und das ist auch messbar. Zu zweit zeigten die Testschläfer weniger Tiefschlaf, aber mehr REM-Schlaf. Vergleichbare Veränderungen im subjektiven Empfinden oder auf der emotionalen Ebene fanden sich nicht. Was haben die Ergebnisse also für Konsequenzen? Auf alle Fälle unterstreichen sie die Annahme, dass der Schlaf sich durch Umgebungsfaktoren ändern kann. Kein Hinweis fand sich allerdings darauf, ob der Paarschlaf per se etwas Positives oder Negatives ist.

Erst mehr als fünfundzwanzig Jahre später wurde das Thema Paarschlaf wieder aufgegriffen: In einer 1994 veröffentlichten Studie kamen die englischen Schlafforscher Francesca Pankhurst und Jim Horne zu dem Schluss, dass Frauen durch die Anwesenheit von Männern sich öfter im Schlaf gestört fühlen. Untersucht wurden die Körperbewegungen im Schlaf mittels am Handgelenk getragener Sensoren. Diese Geräte (auch Aktigraf genannt) erlauben Untersuchungen über mehrere Tage und Wochen in den Privatwohnungen der Studienteilnehmer. Die Bewegungen beider Partner können gleichzeitig registriert und dann miteinander verglichen werden. Obwohl sich Männer etwas mehr bewegen, konnte keine Übereinstimmung in den Aktivitätsprofilen zwischen den Partnern gefunden werden, und keiner der Partner zwingt dem anderen seinen Bewegungsrhythmus auf. Und noch eine Beobachtung: Verheiratete Paare, die eine Nacht getrennt verbrachten, schliefen in der Regel schlechter. Die Erklärung dafür klingt sehr plausibel und besagt, dass verheiratete Paare sich schon so sehr aneinander gewöhnt haben, dass das Alleineschlafen als etwas Ungewohntes wahrgenommen wird.

Über das Schlafverhalten von Paaren

Unsere erste Studie über den Paarschlaf fand zwischen November 2005 und Juli 2006 statt und wurde von der Universitätsklinik für Neurologie der Medizinischen Universität

Wien (Prof. Josef Zeitlhofer) und des Departments für Verhaltensbiologie der Universität Wien (Prof. John Dittami) durchgeführt. Daran teilgenommen haben zehn heterosexuelle, unverheiratete und kinderlose Paare zwischen 21 und 31 Jahren (Durchschnittsalter: 25,5 Jahre), organisch gesund und ohne Schlafstörungen. Eine weitere Bedingung war, dass die Paare nicht in einem gemeinsamen Haushalt leben, also über getrennte Wohnungen verfügen und daher gewohnt sind, Nächte auch allein schlafend zu verbringen. Während des Untersuchungszeitraumes von vier Wochen sollten die Paare mindestens zehn Nächte getrennt und zehn Nächte gemeinsam verbringen, die Reihenfolge der Nächte war den Paaren überlassen.

Als Untersuchungsinstrumente kamen Schlaftagebücher und am Handgelenk wie Armbanduhren zu tragende Bewegungsmesser (Aktigrafen) zum Einsatz. An jedem Tag waren sowohl am Abend als auch am nächsten Morgen eine Reihe von Fragen zu beantworten, die Auskunft gaben über die momentane Gestimmtheit vor dem Zubettgehen (Fragen: Wie fühlen Sie sich jetzt? Gab es besondere (belastende) Ereignisse tagsüber? usw.) und die Schlaf- und Aufwachqualität (Fragen: Wie haben Sie geschlafen? War der Schlaf tief, erholsam? usw.).

Ausgewertet wurden die Beurteilungen der Schlaf- und Aufwachqualität (aus dem Schlaftagebuch) sowie die Aufzeichnungen des Bewegungsmessers, jeweils getrennt für die alleine verbrachten Nächte und die Nächte mit Partner. Die Ergebnisse wurden dann zwischen Frauen und Männern verglichen und zeigten einen deutlichen Trend: Frauen schliefen in den alleine verbrachten Nächten wesentlich besser und ruhiger als in den Nächten mit Partner. Bei den Männern verhielt es sich genau umgekehrt. Die Nächte mit Partner wurden als besser geschlafen und erholsamer bewertet, ein Trend, der auch in den objektiven Messungen der Schlafeffizienz (= der Prozentsatz an tatsächlich geschlafener Zeit) seinen Niederschlag fand.

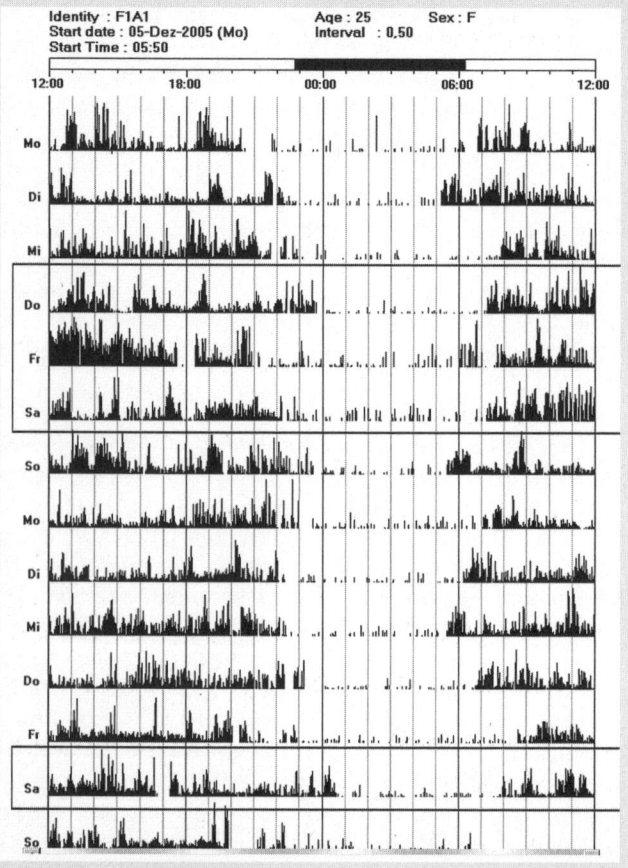

Abbildung I: Grafische Darstellung der Körperbewegungen eines Paares (linke Seite: Frau; rechte Seite: Mann), aufgenommen mit einem am Handgelenk getragenen Bewegungsmesser (Aktigraf). Die Aufnahme erstreckt sich über eine Periode von 14 Tagen und Nächten. Pro Zeile ist die Aktivität eines Tages (24 Stunden) dargestellt, beginnend mit 12 Uhr mittags und mit dem Ende 12 mittags am nächsten Tag. Je mehr sich die Versuchsperson bewegt, desto

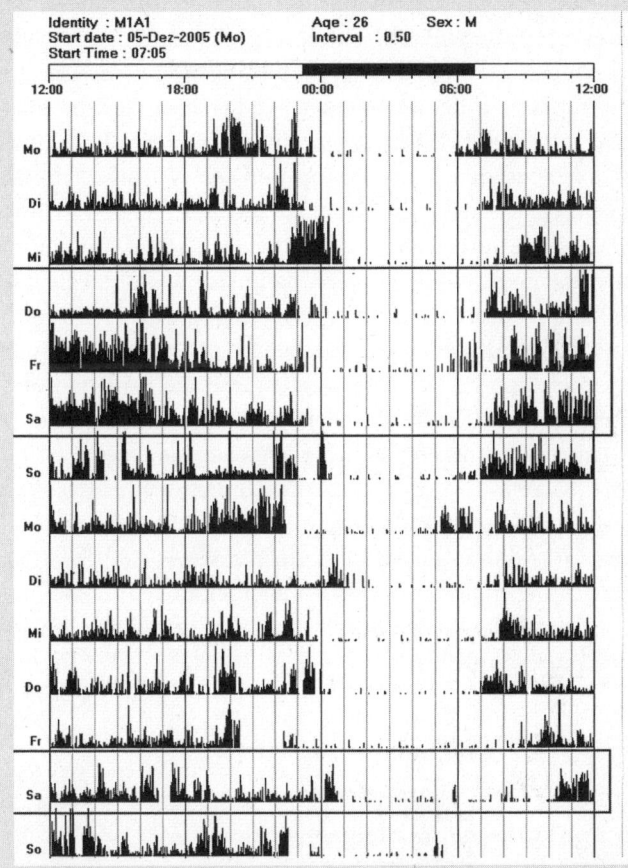

Identity : M1A1   Age : 26   Sex : M
Start date : 05-Dez-2005 (Mo)   Interval : 0,50
Start Time : 07:05

höher sind die schwarzen, senkrechten Striche. In der Nacht ist die Aktivität am geringsten (etwa zwischen Mitternacht und 6 Uhr morgens). Die zwei schwarz umrandeten Bereiche (Donnerstag, Freitag, Samstag und ein weiterer Samstag) markieren Nächte, die das Paar gemeinsam verbracht hatte. Mit bloßem Auge kann man erkennen, dass in den Nächten der Frau deutlich mehr kleine schwarze Striche zu sehen sind. Das ist typisch für unruhigen und gestörten Schlaf.

Seit Anfang 2001 beschäftigt sich eine Arbeitsgruppe aus Soziologen und Schlafforschern in England mit verschiedenen Aspekten des Schlafs bei berufstätigen Frauen. Von dieser Gruppe wurden auch einige Studien zum Thema Paarschlaf durchgeführt. Sara Arber und Robert Meadows sowie die Soziologinnen Jenny Hislop und Sue Venn bestätigten: Frauen reagieren empfindlicher auf ihre Partner, und Männer stören häufig durch lautes Schnarchen den Schlaf von Frauen. Im Spätsommer 2006 erschien dann das Buch von Paul C. Rosenblatt. Darin berichtet er über die Ergebnisse von Interviews, die er mit 42 Paaren zwischen 21 und 77 Jahren geführt hatte. Gegenstand der Interviews waren die Schlafgewohnheiten und Bettrituale der Paare, mithin die Frage, welche Strategien, Techniken und Möglichkeiten sie entwickelt haben, um ihre individuellen Schlafrhythmen aufeinander abzustimmen, und so lernten, beieinander zu schlafen. Das Buch bietet zwar durch die zahlreichen Interviews eine Fülle von Anschauungsmaterial, beinhaltet aber leider kein Zahlenmaterial über die täglichen Schlafzeiten der Paare oder Beurteilungen ihrer Schlafqualität.

Eine Menge offener Fragen

Ein wesentlicher Unterschied zu unserer Studie betrifft die Art und Auswahl der Studienteilnehmer. Wir wählten bewusst nicht verheiratete Paare aus, die nicht in einem gemeinsamen Haushalt wohnen, aber regelmäßig Nächte miteinander verbringen. Auch sollte die Beziehung sich bereits stabilisiert haben und die Phase des »Frisch-verliebt-Seins« hinter sich haben. Verheiratete und/oder in einem gemeinsamen Haushalt lebende Paare haben ihre Schlafrhythmen schon aneinander angepasst und sich schon sehr aneinander gewöhnt. Eine allein verbrachte Nacht wird auch deshalb eine gestörte sein, weil der Partner einfach nicht da ist. Studien mit verheirateten Paaren sind nicht geeignet, um den Prozess der Anpassung aneinander zu studieren. Im Mittelpunkt unseres Interesses stehen aber genau diese Fragen: Wer passt sich wem an? Wie läuft so ein Anpassungsprozess ab? Gibt es Gründe dafür, dass Frauen sich mehr durch den Partner gestört fühlen? Und nicht zuletzt die zentrale Frage: Warum »Paarschlaf«? Worin liegt der Nutzen gegenüber dem Singleschlaf oder dem Schlaf in einer Gruppe?

Ein kleiner Reiseführer durch das Buch

Trotz der Allgegenwärtigkeit des Paarschlafs als die normale und natürliche Form partnerschaftlicher Schlafkultur müssen wir uns fragen, welche Auswirkungen dieses Schlafmuster auf sozialer, biologischer und psychologischer Ebene hat. Entspricht es tatsächlich dem biologischen Grundbedürfnis nach ungestörtem und erholsamem »Sich-Ausschlafen« oder erfüllt der Paarschlaf mehr psychisch-emotionale Bedürfnisse nach Nähe und Geborgenheit? Oder ist Paarschlaf in erster Linie ein historisch erklärbares soziokulturelles Phänomen, eine Art Mode oder »Lifestyle«?

Kulturhistorisch betrachtet ist das Doppelbett als Symbol und nach außen sichtbares Zeichen von gemeinsamem Schlafen eine relativ junge Erfindung, die auf westliche Kulturen begrenzt ist. Generell war und ist das Schlafen in Gruppen, von der Urhorde bis hin zu zahlreichen außereuropäischen Kulturen, die Regel. Erst mit der Entstehung von Privatheit und Intimität als sozial akzeptierte Verhaltensnormen entwickelte sich das für moderne Industriegesellschaften typische Paarschlafverhalten. Das Paar schläft in einem von anderen Familienmitgliedern getrennten Schlafzimmer und in einem gemeinsamen Bett. Ein Blick in andere Kulturen (hauptsächlich agrarische Kulturen Afrikas und Asiens) zeigt, dass weder das Doppelbett nach westlichem Vorbild noch die getrennte Schlafkammer hier der »Goldstandard« sind, sondern das Schlafen in Gruppen oder in einem Gemeinschaftsraum. Diese schlafkulturellen Aspekte des Beieinanderschlafens werden in den Kapiteln zwei und drei behandelt.

Obwohl es fast immer Frauen sind, die den Paarschlaf als besonders angenehm und mit positiven emotionalen Attributen wie Nähe, Sicherheit und Geborgenheit beschreiben, sind meist sie es, die den Wunsch nach getrennten Schlafzimmern als Erste äußern. Die Gründe dafür reichen von nicht schlafen können, weil »Er« schnarcht, bis hin zu der Feststellung, dass es sich im eigenen Bett doch am besten alleine schläft. Auf der anderen Seite sind es vor allem Männer, die dem Wunsch nach getrennten Schlafzimmern mit Vehemenz entgegentreten. »Was werden die anderen dazu sagen?!«, ist ein von Männern oft hervorgebrachtes Argument. Die öffentliche Blamage ist nur eine von vielen Befürchtungen. Häufig reagieren Männer auf getrennte Schlafzimmer mit Ein- und Durchschlafstörungen. Frauen und Männer schlafen anders, das bestätigen Umfragen immer wieder. Dass die Physiologie für die kleinen, aber wesentlichen Geschlechtsunterschiede mit verantwortlich ist, davon handeln die Kapitel vier und fünf.

Eine große Ausnahme bildete schon immer die Konstellation Mutter–Kind. Schlafen bei gleichzeitig enger körperlicher Nähe und starker emotionaler Bindung ist der Prototyp für den Paarschlaf. Männer scheinen mit dieser Schlafsituation anders umzugehen als Frauen und reagieren auf die Anwesenheit einer Frau wie auf ein Gruppenschlaferlebnis, bei dem man(n) sich besonders sicher fühlt. Bei Frauen hingegen könnte die Anwesenheit des schlafenden Partners eine ähnliche Reaktion auslösen wie ein Säugling: Leichtschlaf, häufiges

Aufwachen, das Bedürfnis nach Kontrolle und Fürsorge. Die Kapitel sechs bis acht widmen sich diesen Aspekten.

Schlafen gilt als eine egoistische Verhaltensweise, die, einmal etabliert, von einem Individuum kaum mehr freiwillig verändert wird. Die Erziehung zu geregelten Schlafzeiten ist vor allem für Eltern von Kleinkindern eine der schwierigsten Herausforderungen. Schlechte Schlafgewohnheiten (Schlagwort: mangelnde Schlafhygiene) sind eine der häufigsten Ursachen für gestörten Schlaf. Ein »Umerziehen« von schlafgestörten Patienten hin zu gesünderen Schlafgewohnheiten ist auch für Schlafmediziner und Schlafberater ein langwieriger Prozess, der viel Geduld erfordert.

Paare lernen ebenfalls im Laufe ihrer Beziehung, ihr biologisches Grundbedürfnis nach Schlaf miteinander und aneinander abzugleichen und abzustimmen. Wie dieser Lernprozess im Einzelnen abläuft, welche Probleme und Schwierigkeiten daraus resultieren, wird im letzten Kapitel des Buches behandelt.

Kapitel 2

*»... Ich vermute, das gemeinsame Zimmer wird jeweils
bevorzugt, bis die Zeit des Kinderkriegens um ist. Aber
die Vorzüge der getrennten Zimmer für die Zeit danach:
Wohlbefinden, Behaglichkeit, persönliche Freiheit –
sind viel zu groß, um übersehen zu werden.«*

(Aus: B. F. Skinner: Futurum Zwei. Die Vision einer
aggressionsfreien Gesellschaft. Reinbek 1976, S. 131 f.)

Der Traum von einer besseren Gesellschaft ist so alt wie die
Menschheit, und jedes Jahrhundert hat dazu neue Ideen
und Visionen beigesteuert. Ein schneller Blick in die »schö-
nen neuen Welten« zeigt, dass die Visionäre der vergangenen
Jahrhunderte das Thema Schlaf nicht sonderlich interessiert
hat. Weder Thomas Morus' »Utopia« von 1517, der »Sonnen-
staat« von Tommaso Campanella (um 1623) noch Francis
Bacons »Nova Atlantis« (1638) berücksichtigen Schlafarrangements (Schlafplätze, Einzel-/Gruppenschlaf) oder behandeln die Rolle des Schlafs für die Erholung und als Energie-
spender. Die Kunst des Regierens, der Handel, das Wohnen,
die Ernährung, das Gesundheitswesen, Fortpflanzung und
Erziehung, Religion, Kunst und Wissenschaften – über all diese Bereiche wurde ausführlich nachgedacht, nicht aber über
den Schlaf. Warum? Entweder war den Utopisten der Schlaf
nicht wichtig – eine Haltung, die bis in das 18. Jahrhundert in
akademischen Kreisen durchaus weit verbreitet war – oder die
Gesellschaftstheoretiker hatten eine »heilige Scheu« davor,
den Schlaf als einen letzten Rest von individueller Freiheit
anzutasten und zu einer »res publica«, einer öffentlichen

Sache zu erklären. Im 20. Jahrhundert war den Vordenkern neuer Gesellschaftsordnungen diese Haltung fremd. Der Schlaf und alles, was dazugehört, spielt ab nun in sozialen Utopien eine wesentliche Rolle. Die Verteilung und effiziente Ausnutzung der Schlafzeiten sowie die Manipulation des Schlafprozesses sind von großem wissenschaftlichem und öffentlichem Interesse. So lässt Aldous Huxley in seinem Roman »Schöne neue Welt« Kindern im Schlaf durch spezielle Vorrichtungen Wissen einflößen, und der Verhaltenspsychologe B. F. Skinner entwirft in seiner Vision einer aggressionsfreien Gesellschaft »Walden Two« (auf Deutsch unter dem Titel »Futurum Zwei« erschienen) eine Gesellschaftsordnung mit getrennten Schlafzimmern für Frauen und Männer. Auch verheiratete Paare sollen nach diesem Muster leben und sich nur zum Zwecke der Fortpflanzung und für die Zeit der Kinderbetreuung ein gemeinsames Schlafzimmer teilen. Wie der Titel seiner Utopie andeutet, bezieht sich B. F. Skinner auf Henry David Thoreaus Buch »Walden, oder Leben in den Wäldern« (1854 fertiggestellt), in dem der Autor, ein radikaler Verfechter individueller Freiheit und Unabhängigkeit, ein Leben fern von sozialen Zwängen im Rhythmus der Natur propagiert. Thoreau, der die Segnungen des frühen Aufstehens im Einklang mit der Natur pries, wäre nie auf die Idee gekommen, soziale Autoritäten über seinen Schlaf-Wach-Rhythmus entscheiden zu lassen.

Aus dieser Perspektive betrachtet, liest sich »Walden Two« wie ein zynischer Kommentar zu Thoreaus radikalem Individualismus, dem Skinner ein System wissenschaftlich begründeter Rationalität mit durchaus totalitären Zügen entgegenstellt. Die »real existierenden« totalitären Regime des 20. Jahrhunderts handelten gemäß dem Grundsatz: Eine erfolgreiche Entindividualisierung beginnt mit dem Durchsetzen kollektiv geregelter Schlafzeiten. Statt morgendlichem »Nachmützeln« (*österreichisch* für »ausschlafen«) erschallt das Kommando »Tagwache!« zur täglichen Arbeits-Generalmobilmachung in einer gleichgeschalteten Gesellschaft. Welche Konsequenzen sich daraus für das Schlafen zu zweit ergeben, ist Inhalt des folgenden Kapitels. Neben den soziokulturellen Rahmenbedingungen, die wesentlich den Ort des Schlafens (das Schlafzimmer und das Bett) mitbestimmen, prägen die kulturellen Normen auch, bei wem geschlafen wird. Die Kultur des Schlafens entwickelte sich in den letzten Jahrhunderten aus einer »archaischen« Gruppenschlafsituation über das Schlafen in einer Kleingruppe hin zu einem intimen Schlafen zu zweit. Dass diese Entwicklung noch nicht abgeschlossen ist, wird eine unserer Schlussfolgerungen sein. Doch begeben wir uns zunächst auf eine Reise in die graue Vorzeit.

Kein Bett für zwei – alleine schlafen aus Prestige

Über die Schlafgewohnheiten unserer frühen Vorfahren wissen wir nicht allzu viel, sie bauten Lagerstätten in Felshöhlen oder unter Felsüberhängen, die sie später noch weiter mit Wällen, Schutzzäunen oder diversen Flechtwerken gegen wilde Tiere, aber auch gegen Wind, Nässe und Kälte schützten. Der Schlafplatz bot Schutz vor gefährlichen Einflüssen aus der Umgebung, zum Teil gewährten Feuer und wachende Männer den Schlafenden noch weiteren Schutz. Die Menschen schliefen bevorzugt in größeren Gruppen, denn das bot besseren Schutz vor nächtlichen Angriffen von Raubtieren oder verfeindeten Stämmen. Mit dem Fortschreiten der Zivilisation wurden erste Siedlungen errichtet mit sicheren Schlafstätten, die genügend Schutz, Wärme und Platz für die ganze Sippe oder Großfamilie boten. So ähnlich könnten unsere Vorfahren gewohnt und geschlafen haben, doch Aufzeichnungen darüber gibt es nicht. Ausgrabungen ja, aber wie die einzelnen Räume genutzt und wie geschlafen wurde, ist unbekannt. Erste Aufzeichnungen über das Schlafen existieren aus Mesopotamien und ab dem Mittleren Reich der ägyptischen Pharaonen (etwa 2010–1550 v. Chr.). Frauen und Männer der Oberschicht, so zeigen es Inschriften, hatten getrennte Ruheräume. Diese waren eher schmucklos, aber praktisch eingerichtet. Die Bettstatt bestand aus einer Matte oder einer Art Bettkasten, der allerdings schon mit Gurten bespannt war, um das Ruhen möglichst bequem zu gestalten. Daneben standen Truhen für die Kleidung, und um das Bett wurden Vorhänge drapiert, zum Schutz des Schlafenden vor Moskitos. So verdanken wir den Ägyptern die Urform des Betts, den Griechen wahrscheinlich das Schlafzimmer. Dieser Raum, meist fensterlos, war entweder im hinteren Teil des Hauses zu finden oder über eine Außentreppe im Obergeschoss zu erreichen. Sowohl im antiken Griechenland als auch zur Zeit der Römer waren Frauen- und Männerwelt strikt getrennt. Das betraf nicht nur das öffentliche Leben, sondern auch den Schlafplatz. Das »lectus genialis« (*lateinisch*: Ehebett) wurde den einfachen Bürgern und den armen Leuten überlassen. Für die römische Oberschicht galt es als unfein, wie das gemeine Volk in einem Bett zu schlafen, und sie bevorzugte daher das getrennte Schlafzimmer. Auf die Schlafkultur der Zeit nach dem Ende des Römischen Reiches und dem Beginn des Mittelalters gibt es nur wenige Hinweise. Aus den politisch unruhigen Zeiten der Merowinger und Karolinger heraus etablierte sich allmählich eine neue Gesellschaft und eine neue Schlafkultur: Das höfische Leben des Mittelalters, und darüber geben eine Vielzahl von Quellen Auskunft.

Über Gemeinschaftsbetten und Gemeinschaftsräume

In zahlreichen Abbildungen und Stichen aus dem Mittelalter werden Frau und Mann manchmal beieinander, öfter aber getrennt schlafend dargestellt. Nach Ansicht einiger Historiker dürfte beides eher einer Wunsch- oder Idealvorstellung entsprochen haben, nicht jedoch der Realität mittelalterlicher Schlafkultur. Nur wenige Ehepaare konnten sich ein eigenes Bett oder Schlafzimmer leisten, und wenn, dann wurde es in den historischen Quellen als etwas Besonderes vermerkt. Wesentlich häufiger war das Schlafen in Gemeinschaftsbetten oder auf Strohlagern. Selbst Reisende erwartete in Gasthäusern ein Massenquartier oder ein großes Bett, in dem mehrere Gäste, ungeachtet ihres Geschlechts, sich zur Nachtruhe einfanden. Die Oberschicht der damaligen Zeit, die ritterlich-höfische Elite, repräsentierte zwar nur einen kleinen Teil der Bevölkerung, gab aber den Ton an und war der Trendsetter in Sachen Schlafkultur.

Der Traum vom eigenen Bett

Ab dem 12. Jahrhundert bekam das Bett das für uns heute noch vertraute Aussehen, bestehend aus einer hölzernen Bettlade oder einem Bettkasten und einem Lattenrost. Von diesem Grundmodell ausgehend entwickelte sich dann eine Bettstatt von opulentem Ausmaß, welche in puncto Liegekomfort allen Ansprüchen gerecht wurde. Reichlich mit kostbarsten Materialien wie Edelmetallen, Pelzen und Elfenbein verziert, wurden die Betten der wohlhabenden Gönner von Troubadouren und Dichtern in den schillerndsten Farben besungen oder in Versform beschrieben. Neben dem Ruhm durch gewonnene Schlachten und Turnierkämpfe steigerte auch ein prunkvolles Bett das soziale Ansehen. Um 1500 bestand ein komfortables spätmittelalterliches Bett aus einem Gestell plus Lattenrost aus Holz oder über einen Rahmen gespannte Gurte und einer darauf liegenden Matratze, gefüllt mit Wolle. Anstelle der Matratze waren auch Stroh- oder Laubsäcke gebräuchlich. Darauf lag ein Polster oder ein federngefüllter Sack, und darüber wurde ein Betttuch aus Leinen oder Flachs gespannt. Kopfpolster oder -rollen und mit Pelz gefütterte Laken zum Zudecken komplettierten die Ausstattung. Um Zugluft zu vermeiden, umgab ein Vorhang das Bett. Geschlafen wurde darin meist allein, Frauen und Männer hatten ihre jeweils eigenen Schlafräume. Die Dienerschaft musste sich in Rufweite der Herrschaften aufhalten und schlief für gewöhnlich im selben Zimmer, häufig am Fußende des Betts. Getrennte Schlafräume waren bei den Angehörigen der Oberschicht üblich, das gemeine Volk schlief indes im Kollektiv, meist nicht nach dem Geschlecht getrennt. Dieses Schlafarrangement entsprach nicht ganz den Moralvorstellungen kirchlicher Würdenträger oder gelehrter Bibelübersetzer: In einer Gruppe schlafen meinetwegen, aber bitte getrennt nach Frau und Mann! Ein Beispiel aus dem Frühmittelalter, von dem Geschichtsschreiber Einhard um 830 n. Chr., illustriert dies: Das Bett soll zum gemeinsamen Lager von Mann und Frau werden, die sich in Liebe zugetan sind, und dieses Bett sollte – als keusches Inventar – nur der Zeugung dienen. Doch wer konnte sich schon nur zu diesem Zweck ein eigenes Bett leisten?

Nackt oder mit Nachtbekleidung?

Das gemeinsame Schlafen garantierte größtmögliche Sicherheit, war bequem durch die optimale Nutzung der Körperwärme, und den Luxus eines eigenen Betts konnte sich der

Großteil der Bevölkerung sowieso nicht leisten. Geschlafen wurde spärlich bekleidet oder nackt, meist mit einer Schlafmütze am Kopf, um sich vor Zugluft zu schützen. So zumindest stellen es einige Quellen aus dem Mittelalter dar. Hans Peter Duerr, ein Experte in Sachen Kulturgeschichte, sieht das anders. Bereits die Nordgermanen schliefen im Unterkleid – »Skyrta« genannt – oder mit einem langen Hemd, dem »Serkr«, und diese Bekleidung hatte sich bis ins Mittelalter nicht wesentlich verändert, meint er. Die Abbildungen nackt schlafender Frauen und Männer dürfen nicht verallgemeinert werden und gelten schon gar nicht als Indiz für einen ungezwungenen Umgang mit dem menschlichen Körper im Mittelalter. Mit fremden Personen nackt in einem Gasthausbett zu schlafen, wurde nicht von allen als selbstverständlich und normal angesehen, und ein Zusammenschlafen von nicht verheirateten Gästen ging einigen Chronisten doch schon zu weit! Auch im Mittelalter gab es klare Regeln, was anständig und sittsam war, so die Kernaussage von Hans Peter Duerr. In seinem Buch über »Nacktheit und Scham« (erschienen 1994) bringt er ein weiteres Beispiel für spätmittelalterliche Schlafbekleidung: Das »chemise cagoule«, ein schweres Nachthemd aus Leinen, welches heute noch von orthodoxen Juden getragen wird und eine Besonderheit besitzt. An der Stelle, wo die Genitalien sich befinden, weist das Hemd einen Schlitz auf, sodass den ehelichen Pflichten ohne Ausziehen nachgekommen werden kann. Wie häufig das Nacktschlafen auch tatsächlich gewesen sein mag, dem Klerus war's ein Dorn im Auge, und relativ früh versuchten kirchliche Würdenträger mithilfe von Ordensvorschriften dagegen einzuschreiten. So Benedikt von Nursia (Gründer des Benediktinerordens im 6. Jahrhundert n. Chr.), der seinen Mönchen nur erlaubte, angezogen und auf kleinen, am Boden ausgebreiteten Matten zu schlafen. Polster und Decken waren zwar erlaubt, aber alle

Mitglieder der Klostergemeinschaft hatten in einem Raum (dem »Dormitorium«, vom *lateinischen* »dormire« = schlafen) unter Aufsicht der Ordensälteren und bei Licht zu schlafen. In anderen Orden, wie z. B. bei den Cluniazensern (12. Jahrhundert), war zwar das Nacktschlafen nicht explizit verboten, aber das Tragen von Nachtgewändern auch nicht ausdrücklich verlangt. Unter dem Einfluss der christlichen Morallehre hat sich die Verpönung des Nacktschlafens bis zum Ende des 16. Jahrhunderts allgemein durchgesetzt und die Darstellungen schlafender Männer, bekleidet mit der »Bruche«, einer Art Unterhose oder Schlafhose, werden häufiger. Frauen hingegen trugen ein Nachthemd und manchmal auch eine Art Slip. Bezeichnend für diesen Sittenwandel ein Zitat von Erasmus von Rotterdam von 1673:

»… man müsse, wenn man einmal genötigt sei, mit jemand anderen das Bett zu teilen, sehr darauf achten, sich beim Zubettgehen oder beim Aufstehen nicht zu entblößen, und auch im Bett sei es zu vermeiden, dies dadurch zu tun, dass man sich selber oder dem anderen die Decke wegziehe« (zitiert nach Hans Peter Duerr, »Nacktheit und Scham«, S. 189).

Man entkleidete sich in höfischen Kreisen meist mit Hilfe einer Dienerschaft, die in der Regel im Schlafgemach mit übernachtete. Wenn auch räumlich nahe, so hatten Mann und Frau ihre eigenen Schlafgemächer inklusive Dienerschaften. Dadurch wurde Anstand und Ehre nach außen hin gewahrt, was sich tatsächlich abspielte, davon handelte der Minnesang. Einige mittelalterliche Texte berichten, dass das Anbehalten der Tageskleidung für den Bettpartner ein unmissverständliches Zeichen war, dass diesem wenig Zuneigung entgegengebracht werde und dass erotische Avancen zwecklos seien. Anscheinend wurde nächtens viel nonverbal kommuniziert, ob aus Rücksicht auf die anderen Schlafenden, sei dahingestellt. Eine spezielle Nachtkleidung, so Norbert Elias, kam erst mit dem Gebrauch anderer »Zivilisationsgeräte« wie Gabel oder Schnupftuch auf. Das Verhüllen des nackten Körpers wird von den Kennern der mittelalterlichen Kultur als ein untrügerisches Zeichen dafür gewertet, dass sich im gesellschaftlichen Kontext etwas geändert hatte. Nacktheit wurde zusehends mit Scham belegt und war nur mehr im privaten Bereich geduldet. Sich keine »Blöße« mehr geben, nicht einmal im Schlaf, war ab nun die Devise. Doch nicht nur der Schlaf war von dieser Veränderung betroffen, sondern auch die Sexualität, und beiden wurden dasselbe Schicksal zuteil: Sie wurden aus dem öffentlichen Bereich ausgesondert und »verhäuslicht«. Die Gründe dafür sind vielfältig und unter den Experten herrscht wenig Einigkeit darüber. Im Folgenden werden wir versuchen, einige der Erklärungsansätze darzustellen, die für unser Thema – dem Schlafen zu zweit – von Wichtigkeit sind.

Ausbau der Privatsphäre

Mit dem Ende des Mittelalters vollzog sich ein drastischer Wandel in der Auffassung von Geselligem und Privatem, meint Georges Duby in seiner Kulturgeschichte des Schlafzimmers. Das Privatleben einer wohlhabenden Bürgerfamilie war zu Beginn des 13. Jahrhunderts noch wie ein Staatswesen organisiert. Der Haushalt wurde streng hierarchisch gegliedert, und das Haus entsprach mehr einer kleinen Festung, die nur wenig Komfort bot. Private Räumlichkeiten, in die sich die Familienmitglieder zurückziehen konnten, existierten noch nicht. Diener hatten jederzeit Zutritt zu allen Räumen, und das Schlafzimmer war unumstritten der Mittelpunkt des Hauses. Es war zunächst ein Raum, der Tag und Nacht genutzt wurde, in dem Gäste empfangen wurden und in dem sich der ganze persönliche Prunk und Reichtum der Gastgeber entfalten konnte. Im Zentrum stand ein imposantes Bett, das in der Zwischenzeit nicht mehr Gemeinschaftsbett, sondern ein Einzelbett war, und Besucher wurden vom Hausherrn oder der Hausdame ohne Scheu auch liegend empfangen. Im Laufe der nachfolgenden Jahrhunderte sollte sich das grundlegend ändern.

Der Anfang dieser Entwicklung war zunächst harmlos. Anstelle der burgähnlich befestigten Häuser wurden kleine Schlösser und Palazzi errichtet, um die herum sehr viel dekorativer Raum mit Lustgärten und Parkanlagen entstand. Sowohl die Stadtpalais als auch die feudalen Landsitze wurden baulich und räumlich strenger durchstrukturiert, die Zahl der Räume und Säle wuchs und jedem wurde eine klar definierte Funktion zugeteilt. So entstanden Zimmer für die Eltern, Kinder und Gäste, Dienstbotenzimmer und Räume für öffentliche Veranstaltungen. Gleichsam als eine Gegenbewegung zu der öffentlichen Zurschaustellung und Inszenierung der prunkvollen Schlafstätten in den Jahrhunderten davor wurde das Schlafen ab dem 17. Jahrhundert zu einer individuellen und privaten Angelegenheit. Das kollektive Schlafen, ein Charakteristikum der mittelalterlichen Schlafkultur, war nun endgültig vorbei, der Schlafende wurde aus dem öffentlichen Raum ausgegliedert und hatte seinen Schlafplatz abgesondert von den anderen. Getrennt von den anderen schlafen bedeutete aber auch, den Schrecken der Finsternis und der Nacht schutzlos ausgeliefert zu sein. Doch die Nacht hatte in der Zwischenzeit viel von ihrem Schrecken eingebüßt. Das Leben in den Dörfern und Städten wurde immer sicherer, die Nachtbeleuchtung in den Gassen und Straßen und Nachtwachen trugen dazu bei.

Unterstützt wurde dieser Prozess durch die Anforderungen des Lebens auf engstem Raum in den sich rasch bildenden

Großstädten Europas. Das verlangte von jedem Einzelnen ein immer höheres Maß an Disziplinierung seiner Lebensführung, so Peter Gleichmann (1985). Die zunehmend striktere Trennung des sozialen Lebens in einen öffentlichen und privaten Bereich verlangte nach einer Neubewertung menschlicher Verhaltensweisen. Körperliches wie Sexualität und Schlafen wurde dem privaten Bereich zugeordnet, Arbeit und Bildung dem öffentlichen. Als sichere Barriere zwischen den beiden Bereichen erwies sich das Scham- und Peinlichkeitsgefühl. Nackt schlafen wurde zunächst unmodern – zur Nachtmütze wurde jetzt regelmäßig auch ein Nachthemd getragen – und in der Folge wurde die öffentliche Zurschaustellung des nackten Körpers tabuisiert und sanktioniert. Dasselbe geschah mit der Sexualität; ob die Gleichsetzung von Sex = miteinander schlafen dabei eine Rolle spielte, gilt noch zu untersuchen. Im Amerika des 17. Jahrhunderts war es in manchen Bundesstaaten ein strafbares Vergehen, sich gemeinsam mit einem Angehörigen des anderen Geschlechtes zur Ruhe zu begeben. Das galt auch für verheiratete Paare und selbst dann, wenn beide sittsam gekleidet waren. Von diesen Extrembeispielen einmal abgesehen, hatte diese Entwicklung wesentliche Konsequenzen nicht nur auf das Zusammenleben von Frau und Mann, sondern auf die ganze Familie.

Schlafen bedeutet jetzt Trennung von den Familienmitgliedern

Mit der Trennung des Schlafzimmers von anderen häuslichen Bereichen wie Arbeits- und Besuchszimmer vollzog sich auch eine Trennung von den anderen Hausbewohnern. Sichtbar werden diese Veränderungen auf zwei Ebenen:

- auf der Verhaltensebene, indem Hausangestellte von nun an nicht mehr unbeschränkten Zutritt zur Schlafkammer der Dienstgeber hatten;

- auf der organisatorisch-technischen Ebene durch das Entstehen eines neuen innenarchitektonischen Konzepts: Das
Schlafzimmer wurde immer mehr von verschiedenen Ne-
benräumen umgeben und dadurch vom Rest des Hauses
isoliert. Zum Schrankraum, der sich aus dem Antichambre
des Adels entwickelt hatte, und der Garderobe zum Anklei-
den gesellten sich Toilette und Badezimmer. Diese Einheit
bildete nicht selten eine kleine Wohnung in der Wohnung
und wurde zu einem Ort, zu dem nur mehr die engsten
Familienmitglieder Zugang haben.

Eine weitere Konsequenz dieser neuen Lebenshaltung war die
Vorstellung, dass Eltern und Kinder getrennte Schlafräume
haben sollten. Aus der ursprünglichen und archaischen Gruppenschlafsituation, die eine ganze Sippschaft oder Großfamilie mit einschloss, kristallisierte sich allmählich das elterliche
Schlafzimmer heraus, die Schlafräume der Kinder mit den
Kindermädchen und die der übrigen Hausangestellten. Dieser Wandel vollzog sich nicht in allen Gesellschaftsschichten
gleichzeitig, meint Peter Gleichmann. Ausgehend vom Adel
und dem Großbürgertum wurde dieser neue Lebens- und
Schlafstil zu Beginn des 19. Jahrhunderts auch von der sich
gerade neu bildenden Mittelschicht übernommen. Doch auf
dem Lande und in den bäuerlichen Wohnstätten bevorzugte
man nach wie vor das gemeinsame Schlafen in einem großen
Bett oder im Schlaf-Bettschrank, untergebracht in der »guten
Stube«. Knechte und Mägde übernachteten nach wie vor im
Stall, sehr traditionell auf strohgefüllten Leinensäcken.

Erst durch den Kontakt mit den Städtern begann allmählich
die Modernisierung des ländlichen Raumes und brachte eine
Verbesserung der Schlafbedingungen mit sich; zunächst
durch die getrennte Unterbringung von Mensch und Vieh,
gesetzlich ab Ende des 19. Jahrhunderts gefordert, dann durch
den Ausbau der Häuser und der Ausstattung mit Schlafzim-

mern, Fließwasser und Toiletten. Erst ab der zweiten Hälfte des 20. Jahrhunderts hatte sich die Vorstellung »Jedem sein eigenes Bett« – wenn auch noch nicht sein eigenes Zimmer – als allgemeingültige Norm durchgesetzt.

Die Hygienisierung der Schlafstätten

Ab der zweiten Hälfte des 19. Jahrhunderts bahnte sich eine weitere Entwicklung an. Es entstand ein exzessiver Kult um das Schlafzimmer, hervorgerufen durch die öffentlichen Hygienevorschriften zur Bekämpfung von Seuchen. Die Maßnahmen konzentrierten sich vor allem auf das richtige Belüften der Schlafräume. Dem Einzelbett wurde wieder der Vorzug gegeben, Konstruktionen wie der Alkoven wurden stark bekämpft. Das Bett musste beweglich und möglichst von allen Seiten zugänglich sein. Sein Platz war mitten im Raum. Anstelle des Bettrahmens aus Holz trat das Metallgestell, weil es als hygienischer galt. Kein Ungeziefer sollte sich mehr in den Holzritzen vermehren können, und ein Metallrahmen kann auch keine Feuchtigkeit und keine Gerüche aufnehmen. Schlafen bei offenem Fenster oder bei möglichst frischer Luftzufuhr wurde zur neuen Gesundheitsnorm.

Durch die Hintertür allerdings wehte ein anderes Lüftlein, und der Hauch des Neuen war der beginnende Kampf gegen die »Verweichlichung des deutschen Volkes« durch das Imitieren luxuriöser »französischer« Schlafsitten. Damit war indirekt auch eines gemeint: Das lustvolle Schlafen zu zweit. Wenn schon zu zweit, dann zur Zeugung von Nachwuchs. Noch ganz unschuldig wollte man ja nur das Beste: Gesundheit statt Elend, Krankheit und Siechtum. »Vor allem trenne Dich, lieber Leser, wenn Du zum Wohle Deines Leibes eine Bettreform vornehmen willst, von Deinem Federober- und Federunterbette. Bist Du in Verhältnissen, die Dir pekuniäre Einschränkungen auferlegen, so nimm zur Unterlage einen Strohsack oder eine Matratze von Seegras oder Holzwolle, auf die Du ja noch eine billige Wolldecke (Pferdedecke) breiten kannst und worauf Du behaglich und warm liegst«, lautet ein Zitat aus Moritz Platens »Die Neuen Heilmethoden – Lehrbuch der naturgemäßen Lebensweise, der Gesundheitspflege und der arzneilosen Heilweise«, Ausgabe 1896 (S. 141). Der Schlaf als »Wiederersatz der am Tage verbrauchten Kräfte« (M. Platen) erhält im Zeitalter der Industrialisierung einen neuen sozialpolitischen Stellenwert, der dem individuellen Schlafbedürfnis entgegenstand. Diese Entwicklung, die vorerst die Bewohner von Mietskasernen in den Städten betraf, setzte sich allmählich auch in den bürgerlichen Schlafzimmern durch. Der Schlafraum wurde kurzfristig wieder aus dem privaten Bereich herausgelöst, und das Schlafen wurde zum Gegenstand des öffentlichen Interesses. Vertreter der Ökonomie, des Gesundheitswesens und der Medizin eroberten den Schlafraum. Doch es gelang ihnen vorerst nicht, auch den Schlaf selbst aus der Sphäre des Individuellen und Privaten herauszulösen. Mit Empfehlungen und Aufklärung wurde versucht, insbesondere auf das Einhalten von optimalen Schlafzeiten einzuwirken, Volksweisheiten in Spruchform zeugen davon. »Früh mit den Hühnern zu Bette, und auf mit dem Hahn um die Wette« oder »Gehst früh zu Bett, stehst auch früh auf, verlängerst Du deinen Lebenslauf« zieren noch heute Abrisskalender oder huschen als »Zitat des Tages« über den Computerbildschirm. Eine andere Möglichkeit boten die Ratgeber für Gesundheit und Lebensführung, die in mehreren Auflagen gedruckt in Hunderttausenden Exemplaren unters Volk gebracht wurden. Die Normierung und Standardisierung des Schlafs auf der einen Seite hatte eine Gegenbewegung auf der anderen Seite zur Folge. Das Individuum schien sich nun hartnäckig gegen

den öffentlichen Zugriff zur Wehr zu setzen und kämpfte um
seinen individuellen Schlaf. Seit den 1920er-Jahren hat das
vor allem einem Wirtschaftszweig immer mehr Wachstum
beschert: der Betten- und Einrichtungsindustrie.

Latex-Kaltschaummatratze oder doch Strohsack?

Heute sind Effizienz und Optimierung wesentliche Kriterien
bei der Gestaltung des Schlafplatzes. Der Justierungs- und
Gestaltungsaufwand umfasst Licht- und Beleuchtungstechnik, Lärmdämmung, wohnklimatische Maßnahmen und, als
wichtigsten Teil, die Auswahl einer geeigneten Schlafunterlage. Verkaufschancen haben nur mehr perfekt auf die physiologischen und anatomischen Bedürfnisse des Schlafsu-
chenden zugeschnittene Produkte. Der Informations- und
Beratungsaufwand rund ums Bett steigt stetig an, und in ab-
sehbarer Zeit wird kein Möbelhaus oder Bettenproduzent seine Erzeugnisse mehr ohne Probeliegestudio mit Wohlfühl-
faktorbestimmung oder computergestützter Schlafpositions-
analyse verkaufen können. Die Folgen: Das Schlafen in
fremden Betten wird zunehmend zu einem Problem. Der an
sein individuelles Liegeprofil angepasste Schläfer kann unter
nicht optimalen Liegebedingungen kaum mehr gut schlafen,
sein Geist und Körper verlangen nach »meinem Bett!«.
Ein Blick in die Schlafstätten außerhalb Europas und den
USA zeigt ein völlig anderes Bild. Vom Standpunkt eines
westlichen Schläfers aus sind die Schlafbedingungen in wei-
ten Teilen Afrikas, Asiens und Südamerikas unzumutbar.
Meist wird in Gruppen geschlafen, in aller Öffentlichkeit, es
ist laut, hell, unerträglich die Vielzahl der Gerüche. Qualität
und Art der Schlafstätten sind meilenweit von dem entfernt,
was ein Durchschnittseuropäer als komfortabel und schlaf-

fördernd bezeichnen würde. Unvorstellbar, dass Menschen trotzdem schlafen können! Auf so engem Raum und so nah beieinander?

Die Konsequenzen der Entwicklung hierzulande werden nicht nur eine große Herausforderung für die Bettenlogistiker der Hotellerie- und Beherbergungsindustrie sein, sondern betreffen auch das Schlafen zu zweit. Die Anwesenheit eines Bettpartners verkompliziert den Anspruch an die individuelle Anpassung von Liegestatt und Schlafumgebung oder macht Kompromisse notwendig. Inwiefern die Bettenindustrie hier Lösungen anbieten kann, die beide Partner zufriedenstellt, bleibt abzuwarten. Momentan ist die Optimierung einer Matratze auf zwei Personen hin kaum möglich. Dasselbe gilt für den Lattenrost. Das hat Konsequenzen für den Paarschlaf, wie wir bereits sehen konnten.

Das Zusammenfallen von Schlaf und Sexualität

Dass »miteinander schlafen« fast immer als »sexuell aktiv sein« verstanden wird, ist ein Phänomen, das sich nicht nur in der deutschen Sprache findet. Im Englischen und in zahlreichen anderen europäischen Sprachen finden sich dieselben Assoziationen. Der Doppelsinn des Begriffs »schlafen« ist keine Erfindung der Neuzeit, sondern hat seine Wurzeln, so Hans Peter Duerr, bereits im Mittelhochdeutschen. Das Wort »Heimelicheit« war nicht nur ein Ausdruck für die weiblichen Genitalien und für die Menstruation, sondern auch für das eheliche Schlafzimmer, wo »heimliche Dinge« – damit war der Geschlechtsverkehr gemeint – vor sich gehen. Aufmerksamen Mittelschülern sind diese seltsamen Formulierungen beim Pflichtlesen des »Nibelungenlieds« sicher nicht entgangen. Die Zweideutigkeit in dem Wort »schlafen« hat sich im

Laufe der Jahrhunderte nicht geändert. Trotzdem wird etwas Wesentliches übersehen, wenn »miteinander schlafen« nur als die salonfähige Umschreibung von »Beischlaf« verstanden wird. Liebhaber von Krimis sind mit Szenen wie dieser bestens vertraut: Kommissar X stellt dem dringend der Tat Verdächtigten die obligate Frage: »Kannten Sie das Opfer und haben Sie mit ihm – geschlafen?!« Und je nachdem, wie die Antwort des Verdächtigten ausfällt, wissen die Meisterdetektive vieles, wenn nicht schon alles über den Ausgang des Kriminalfalles. Das Faktum – zwei Personen hatten »nur« Sex – bedeutet selbst für einen Detektiv eben nur das Eine, aber »miteinander schlafen« charakterisiert vor allem eine sehr vertraute, enge Beziehung und ein intimes Wissen voneinander. Damit ist eine wesentliche Beziehungsqualität angesprochen, die mit »zusammen schlafen« auch gemeint ist: Das miteinander kommunizieren. Die Feststellung »Sie schlafen ja nicht einmal mehr miteinander!« kann auch als »Sie reden nicht mehr miteinander!« verstanden werden und charakterisiert so die Probleme eines Paares wahrscheinlich treffender als der fehlende Sex. Es ist die Zeit vor und nach dem Mit-/Beieinanderschlafen, dem eine fast größere Bedeutung auf emotionaler Ebene zukommt als dem Schlafen per se. Über Einschlafrituale wie dem »Bettgeflüster« (*englisch* »pillow talk«) werden wir in den Kapiteln 6 und 9 mehr erfahren. Schlaf und Sexualität sind fundamentale, menschliche Primärbedürfnisse und bewirken durch ihren triebhaften Charakter ähnliche Verhaltensweisen. Sie können willentlich schwer oder überhaupt nicht unterdrückt werden und wirken nach ihrer Befriedigung euphorisierend, entspannend und vitalisierend; sie bedeuten ein Sich-Verlieren und -Wiederfinden, ein Loslassen und Hingeben. Sie fordern ein Höchstmaß an Intimität, emotionaler und körperlicher Nähe, benötigen Geborgenheit und werden entscheidend durch unsere Individualität geformt und beeinflusst. Unsere Lebensqualität und Lebenszufriedenheit wird von beidem, Schlaf und Sexualität, wesentlich beeinflusst.

Hochspannungsfeld Schlafraum

Der Begriff »(miteinander) schlafen« vereint mindesten drei Bedeutungsfelder: das biologische Bedürfnis nach Ruhe, den Aspekt Erotik und Sexualität und die Ebene der Paarbeziehung per se. Und der Ort, wo diese drei Bereiche sich treffen, aufeinanderprallen und sich entladen, ist – das Bett. Eine explosive Mischung, angesichts der Tatsache, dass jeder einzelne Bereich einem energetischen Hochspannungsfeld gleicht, das, auf engstem Raum konzentriert, sich jederzeit entladen kann, ja sogar muss. Leider nicht immer so, dass es für alle Beteiligten entspannend wirkt, sondern es lädt sich weiter auf und kann in Gestalt einer Schlafstörung zur Qual werden. Dem gestörten Schlaf widmen wir uns später, die Frage, die sich jetzt aufdrängt, lautet: »Warum und wie kann so etwas passieren?« Das Schlafzimmer, ein Horrorkabinett voller Vexierbilder: gestern als »Komfort-Wohlfühlzone« konzipiert, heute zur »Kuschelzone« erklärt und nächste Woche bereits »Kampfzone«? Den Blick nach hinten gewandt, versuchen wir den Faden bei der Entstehung des bürgerlichen Schlafzimmers wieder aufzunehmen.

Damals wurden die räumlichen Gegebenheiten geschaffen, die auch heute noch unsere Schlafkultur prägen. Ein separater Raum, getrennt vom Rest der Wohnung, und als zentraler Ankerpunkt – das Bett. Jetzt allerdings ist es nicht mehr ein Ort des sozialen Austausches und der Zurschaustellung von Prestige und Wohlstand, sondern eine Bucht, die Zuflucht-suchenden Sicherheit und Schutz bietet. Schamhaft wird jetzt vermieden, was vor nicht allzu langer Zeit noch zwanglos möglich war: in der Öffentlichkeit zu schlafen. »Die Ausrichtung der Zivilisationsbewegung auf eine immer stärkere und vollkommenere Intimisierung aller körperlichen Funktionen, auf ihre Einklammerung in bestimmte Enklaven, ihre Verlegung ›hinter verschlossene Türen‹ hat Konsequenzen …«, meint Norbert Elias in seinem Opus magnum »Über den Prozess der Zivilisation« (Band 1, S. 354). Eine dieser Konsequenzen ist die »eigentümliche Gespaltenheit« des Menschen, über dasjenige in aller Öffentlichkeit schweigen zu müssen, was nur allzu menschlich ist und über das jeder trotzdem irgendwie Bescheid weiß. Die Sexualität ist ein Beispiel dafür, der Schlaf ein weiteres. Über Sex wird nicht gesprochen, über Schlaf ebenfalls nicht, und in der Öffentlichkeit zu schlafen wird bestenfalls in sogenannten »Halbschlafstätten« (Peter Gleichmann) toleriert. Dazu zählen Orte wie Warteräume in Bahnhöfen, Zugabteile, Badestrände oder öffentliche Parks. Interessant, dass diese »heimelichen« Orte als Kulisse bei Produzenten von erotischer Hausmannskost noch immer sehr beliebt sind.

Romantische Liebe und das Schlafen zu zweit

Im europäischen Hochadel waren getrennte Schlafräumlichkeiten für Frau und Mann noch bis zum Beginn des 20. Jahrhunderts üblich. Damit wurde eine jahrhundertealte Tradition fortgesetzt, die das Alleineschlafen als ein Merkmal von sozial Privilegierten versteht, im Gegensatz zum Gruppenschlaf der Unterschicht. Die räumliche Trennung war letztendlich aber auch Ausdruck einer sozialen Distanz zwischen den Geschlechtern, garantierte aber beiden eine weitgehende Unabhängigkeit in der Lebensführung. Entsprechend den Spielregeln einer Vernunftehe stand eine ausreichende ökonomische und soziale Absicherung im Vordergrund der Beziehung, eine enge emotionale Bindung zwischen dem Paar wurde als nicht notwendig angesehen. Die bürgerliche Gesellschaft versuchte weitgehend dieses Modell zu simulieren, die sozialen und politischen Entwicklungen im Zuge der Industrialisierung Europas veränderten die gesellschaftlichen Rahmenbedingungen jedoch nachhaltig. Das Schwinden der Vormachtstellung des Adels im politischen und sozialen Leben führte zum Aufstieg des Großbürgertums. Der Geschmack, die Lebensweisen und moralischen Vorstellungen dieser neuen sozialen Elite bestimmte ab nun auch die Schlafkultur. Zunächst aber orientierte sich die Großbourgeoisie an den Gebräuchen und Sitten des Adels. Ein typisches Versatzstück einer feudalen Lebensweise war das Konzept der »romantischen Liebe«, im Gegensatz zu einer Beziehung basierend auf Vernunft oder gesellschaftlichem Kalkül. In vielen Romanen ausformuliert, wurde die romantische Liebe als der wesentliche Bestandteil einer Liebesbeziehung definiert und als das Ideal einer Frau-Mann-Beziehung angesehen. Den Vorstellungen von der romantischen Liebe entsprechend wurde dem liebenden Paar auch ein eigener, gemeinsamer Schlafplatz zugebilligt. Doch die sozialen Rahmenbedingungen waren ungünstig. Schlaf und Sex, beiden haftete etwas Schamhaftes, Verbotenes, Unsittliches und in ihrer radikalen Körperlichkeit auch etwas Schmutziges, Ekelhaftes an. Das ist auch heute noch spürbar, wie eine Anekdote (siehe Kasten) zeigt. Doch wie sind diese Vorstellungen mit der Idee der leidenschaftlichen und reinen romantischen Liebe vereinbar? Und – können Eheleute auf Dauer die Enge eines gemeinsamen Schlafzimmers aushalten, ohne dass die Qualität der Beziehung darunter leidet? Mit diesen Fragen beschäftigten sich Ehe-Ratgeber zu Beginn des 20. Jahrhunderts sehr ausführlich; heute wird das Thema allerdings kaum mehr aufgegriffen.

Quizfrage: Wann wurde die erste Schlafzimmerszene in einer Fernsehserie gezeigt?

Diese Frage klingt etwas kurios in einer Zeit, in der es an Bettszenen in Fernsehsendungen wirklich nicht mangelt. Dass dies nicht immer so war, ja selbst die Darstellung von Frau und Mann in einem Schlafzimmer der Schere der Selbstzensur zum Opfer fiel, davon handelt diese kleine Geschichte …

Serien à la »Lindenstraße«, »Reich und schön« oder »Die Waltons« gab es bereits bald nachdem das Fernsehen seinen Kinderschuhen entwachsen war und regelmäßig Programme ausgestrahlt wurden. Doch nicht einmal in der Fernsehserie »I love Lucy«, eine der beliebtesten US-Fernsehshows der 1950er-Jahre, durften die Hauptfiguren, das Ehepaar Lucy und Ricky Ricardo, in einem gemeinsamen Schlafzimmer gezeigt werden. Die beiden Hauptdarsteller Lucille Ball und Desi Arnaz mussten in der Serie so tun, als würden sie getrennte Schlafzimmer bevorzugen, und das, obwohl die beiden tatsächlich miteinander verheiratet waren. Die Selbstzensur der Fernsehanstalten verbot Sendungen, die auch nur den Anschein erweckten, als würden Mann und Frau bei-(mit)einander schlafen. Grundlage dafür war der ursprünglich für Hollywood-Filme ausgehandelte Hays Code (oder auch Production Code) aus den 1930er-Jahren. Darin verpflichteten sich Regisseure und Produzenten, keine Filmszenen zu drehen, die Frau und Mann in einem Bett zeigten. Falls die Dramaturgie einer Handlung unbedingt eine »Bettszene« erforderte, musste entweder sie oder er (natürlich beide angezogen) zumindest mit einem Fuß den Boden vor dem Bett berühren. Der Hays Code galt übrigens bis 1968, und bis dahin war es nur Kunstfiguren wie Wilma und Fred Feuerstein (»Familie Feuerstein«, Zeichentrickfilm von 1960–1966) oder Herman und Lily Munster (»The Munsters«, Fernsehserie von 1964–1966) gestattet, im Schlafzimmer gemeinsam aufzutreten.

Nun zur Antwort auf die Quizfrage: Die erste Schlafzimmerszene flimmerte bereits am 18. November 1947 über die Bildschirme der privaten Fernsehanstalt »Dumont Network«. Die Live-Show hieß »Mary Kay und Johnny« und war eine 15-minütige Seifenoper, die in der Wohnung des Paares gedreht wurde. Und das nicht, weil hier auch die erste »Big Brother«-Folge produziert worden wäre, sondern weil aus Geldmangel kein Studio zur Verfügung stand. Die Wohnung des verheirateten Paares war im Übrigen nicht sehr groß, und so wurde das Paar einfach ins Bett gesetzt …

Das getrennte Schlafzimmer – eine Frage des Respekts?

Marie C. Stopes, Sexualforscherin und engagierte Feministin zu Beginn des 20. Jahrhunderts, setzt sich mit dem Thema »gemeinsames Schlafzimmer« in ihrem Standardwerk »Das Liebesleben in der Ehe« ausführlich auseinander. Interessant ist, dass nicht in dem Kapitel »Der Schlaf«, sondern im Kapitel »Scham und Romantik« dazu die wesentlichen Aussagen zu finden sind. Der Ausgangspunkt ihrer Ausführungen ist das Schlafzimmer, in dem zwar die »Stunden der Wollust und des geistigen Interesses« erlebt werden, aber die Eheleute »… *auch den unschönen, oft lächerlichen Vorgängen der Toilette beiwohnen*« (S. 102) müssen. Die Folgen, die sich daraus ergeben, sind dramatisch: »… langsam, aber sicher (wird) die Freude des einen an dem anderen abstumpfen … Damit tritt aber auch die für eine Ehe schicksalsschwere Folge ein, dass die Kraft der Begierde abnimmt.« (S. 103) Aus den geschilderten Gründen sind die Konsequenzen für das Schlafen zu zweit eindeutig: »Wann immer die Verhältnisse es gestatten, sollten Mann und Frau getrennte Schlafzimmer haben; ist dies nicht möglich, sollte wenigstens ein Vorhang da sein, der den gemeinsamen Raum teilt.« (S. 105, alle Zitate aus der deutschen Ausgabe von 1927)

Doch die wenigen wissenschaftlichen Studien, die bis dato zu den Schlafgewohnheiten von verheirateten Paaren durchgeführt wurden, zeichnen ein völlig anderes Bild. Der Wunsch nach getrennten Schlafzimmern wird nur selten geäußert und meist nur dann, wenn das Schlafverhalten des Partners ein geruhsames Beieinanderschlafen unmöglich macht. Inwiefern das tägliche Zusammenschlafen (dazu zählen auch schlafvorbereitende Handlungen wie abschminken, waschen usw.) auf die Beziehung abstumpfend wirkt, zu einem Nachlassen des erotischen Interesses führt, zu Respektlosigkeit voreinander und schließlich eine Scheidung (mit) verursacht, sei dahingestellt. Eine Antwort können wir darauf nicht geben, dazu mangelt es an Daten. Platzmangel oder aber ein zu kleines Bett sind bei Langzeitbeziehungen durchaus ein Thema und verdienen Beachtung.

Warum schlafen wir zusammen? – Ein erstes Resümee

Gemeinsames (kollektives) Schlafen bietet jedem Einzelnen ein hohes Maß an Schutz vor äußeren Feinden, und durch die Körperwärme der Mitschläfer wird der nächtliche Wärmeverlust weniger gespürt. Es ist also sicherer und bequemer, in Gesellschaft zu schlafen. Zu diesen praktischen Gründen kommen eine Reihe psychologisch-emotionaler Faktoren hinzu. Die Nacht wird nicht nur aufgrund der Gefahr durch nachtaktive Raubtiere von Menschen als unheimlich und beängstigend erlebt, sondern auch, weil wir nur eingeschränkt sehen und uns schwer orientieren können. Mit Angst ist an ein entspanntes Schlafen nicht mehr zu denken. Die Anwesenheit von anderen Menschen hilft, diese Ängste zu bewältigen. Schließlich sind Menschen »soziale Tiere«, und ein Ausschluss aus einer Gruppe ist eine starke emotionale Belastung, die in grauer Vorzeit auch die Überlebenschancen eines Menschen drastisch reduziert hat. Warum sollten sich daher einzelne Individuen aus dem sicheren Gruppenverband lösen, um alleine zu schlafen, noch dazu in der dunklen, unheimlichen Nacht? Dass sich die Schlafgewohnheiten trotzdem in eine völlig andere Richtung entwickelt haben, ist ein Phänomen, das noch nicht geklärt ist. Einige Gründe wurden in diesem Kapitel behandelt: die zunehmende Verstädterung und Fortschritte in der Technik (Beleuchtungstechnik), die Schaffung von sicheren Schlafräumen, der zunehmende Individualisierungsprozess, mit verursacht durch eine radikale Trennung von Öffentlichem und Privatem.

Neben den sozioökonomischen Rahmenbedingungen haben sich auch die Vorstellungen von Schlaf gewandelt. Einem Aspekt wurde dabei besonderes Augenmerk geschenkt: Der Verdrängung des Schlafs aus dem öffentlichen in den privaten Raum. Damit diese Bereiche auch getrennt blieben, wurde eine wirkungsvolle Grenze eingezogen. Das Schlafen in der Öffentlichkeit gilt ab nun als peinlich, wird tabuisiert und mit Scham belegt. Auch ein anderer Bereich wird fast zeitgleich auf eine ähnliche Weise aus dem öffentlichen Leben verdrängt – die Sexualität. Beide grundlegende Bedürfnisse des Menschen treffen sich, hinter der Schamgrenze, im privaten (= nicht öffentlichen) Raum des Schlafzimmers. Dass »schlafen« auch als »miteinander sexuell aktiv sein« verstanden wird, ist nicht die Folge dieses Prozesses; dieser Zusammenhang existierte bereits davor. Was allerdings neu entstand, ist die Kombination von Schlafen, Sexualität und Paarbeziehung, zusammengeballt in einem Raum, mit einem einzigen Bett.

Zwar bevorzugte die reiche Oberschicht getrennte Schlafzimmer für Frau und Mann, doch die gesellschaftlichen Veränderungen im Zuge der Industrialisierung Europas führten zu einer ökonomischeren Lösung und zur Schaffung des gemeinsamen Schlafzimmers. Der Paarschlaf ist somit auch ein durch ökonomische Rahmenbedingungen entstandenes Schlafarrangement. Das Schlafen zu zweit ist Ausdruck einer sozioökonomischen Konvention und somit auch den Gesetzen des sozialen Wandels unterworfen. Doch das Zusammenschlafen zweier Individuen mit ihren Bedürfnissen in einem Raum hat Konsequenzen, vor allem für die Qualität der Beziehung. Eheberatungsbücher zu Beginn des 20. Jahrhunderts warnen vor der Abstumpfung und dem Verlust des Respekts durch das tägliche Bei-/Miteinanderschlafen und fordern getrennte Betten und, wenn möglich, getrennte Schlafzimmer. Doch die Gründe, aus denen Paare Schwierigkeiten haben, mit-/beieinander zu schlafen, sind andere. Das konnten einige wissenschaftliche Studien zeigen, über die in den folgenden Kapiteln berichtet wird.

Nachdem wir den Orten des Geschehens – Schlafzimmer und Bett – unsere volle Aufmerksamkeit geschenkt haben, wenden wir uns im nächsten Kapitel dem Schlaf zu. Schlafdauer und Schlafgewohnheiten haben einen Einfluss darauf, wie effizient wir schlafen. Können wir das auch zu zweit?

Kapitel 3

Eine der meistgehörten Klagen stressgeplagter Zeitgenossen ist der Mangel an Zeit. Zu wenig Zeit für die Familie, für Hobbys, für sich selbst und, vor allem, keine Zeit zum Schlafen. Selbst vor Österreichs südlichstem Bundesland Kärnten, das durch seine idyllische Lage zwischen Bergen und Seen den meisten als Urlaubsland ein Begriff ist, hat der Alltagsstress nicht haltgemacht, wie das zitierte Sprichwort beweist. Theoretisch ist die Drittelung des Tages in acht Stunden Arbeit, acht Stunden Freizeit und acht Stunden Schlaf nach wie vor ein sozialer Grundkonsens in den westlichen Industriegesellschaften, doch die Praxis sieht oft ganz anders aus. Sowohl Arbeitszeiten als auch die Verlockungen der Freizeitindustrie lassen immer weniger Zeit zum Schlafen übrig. Das Gefühl, nicht genug Schlaf zu bekommen, ist nach wie vor weit verbreitet. Laufen wir tatsächlich Gefahr, chronisch schlafdepriviert zu sein, oder trügt der Schein?

In diesem Kapitel werden wir versuchen, das Zusammenspiel zwischen soziokulturellen (Schlaf-/Arbeitszeiten) und biologischen Bedingungen (das Bedürfnis nach Schlaf) zu skizzieren, die den Rahmen schaffen, in dem Schlafen, ob alleine oder zu zweit, stattfindet. Damit rückt der Paarschlaf vorübergehend etwas aus dem Mittelpunkt unserer Betrachtungen, bleibt aber im Blick. Im Schlussteil des Kapitels kehrt das Schlafen zu zweit ins Zentrum der weiteren Überlegungen zurück und wird unter soziokulturellen Aspekten unter die Lupe genommen.

Als neurophysiologischer Prozess ist Schlaf weltweit bei allen Menschen gleich, von einigen wenigen Frau-Mann-Unterschieden einmal abgesehen (darüber mehr in den Kapiteln 4 und 5). Schlaf dient der Erholung und Regeneration des Gehirns, hilft dem Organismus, Energie zu sparen, und spielt auch eine wesentliche Rolle bei der Konsolidierung von Gedächtnisinhalten. Wann und wie geschlafen wird, hängt nicht allein von den individuellen Bedürfnissen ab, sondern wird von den Schlafgepflogenheiten des jeweiligen kulturellen Umfelds bestimmt.

Schlaf und soziokulturelle Einflüsse

Sehr eindrucksvoll zeigt das eine internationale Studie unter der Leitung des griechischen Schlafforschers Constantin Soldatos aus dem Jahre 2002. Seine Mitarbeiter griffen am 21. März 2002 (das ist übrigens der »Internationale Tag des Schlafs«) zum Telefon und starteten eine Umfrage zum Thema Schlafgewohnheiten, zeitgleich in zehn Ländern, verteilt auf drei Kontinente, sodass insgesamt mehr als 35 000 Personen befragt werden konnten. Das Fazit: Spanier und Portugiesen gehen von allen Interviewten am spätesten zu Bett (24 Uhr). Deutsche und Österreicher zählen eher zu den Frühschläfern (ca. 22 Uhr), Japaner und Belgier liegen mit 23 Uhr im »goldenen Mittelfeld«. Dafür stehen Deutsche und Österreicher bereits um 6 Uhr wieder auf und sind somit wesentlich früher aus den Federn als Chinesen, Belgier, Portugiesen und Spanier (7 Uhr). Lediglich in Japan wird genauso früh aufgestanden, mit 413 Minuten wird aber auch mit Abstand am kürzesten geschlafen. Deutschland liegt mit 452 Minuten im guten Mittelfeld, etwas länger schlafen die Österreicher und Chinesen (um 481 Minuten). Als echte Schlafmützen entpuppten sich die Portugiesen: Mit 504 Minuten schlafen sie um 90 Minuten länger als die Bewohner des Landes der aufgehenden Sonne. Die Befragung konnte auch deutlich zeigen, dass an Wochenenden generell später ins Bett gegangen wird (zwischen 30 und 60 Minuten) und man im Durchschnitt um eine Stunde länger schläft.

Wie viel Schlaf braucht der Mensch?

Die große Schwankungsbreite in der Gesamtschlafzeit von mehr als einer Stunde beim Vergleich verschiedener Länder wirft die Frage auf, wie viel Schlaf denn normal ist. Die individuellen Unterschiede sind hier sehr groß, denn abgesehen von biologischen Faktoren wie dem Schlaftyp (Kurz- oder Langschläfer) und dem Geschlecht spielen Alter und Lebensgewohnheiten eine wesentliche Rolle. Schlafexperten geben als Norm eine durchschnittliche Schlafdauer von sieben Stunden an. Gestützt wird diese Auffassung durch eine groß angelegte amerikanische Studie unter der Leitung von Daniel F. Kripke, die den Nachweis erbrachte, dass die höchste Lebenserwartung bei einer Schlafdauer von sieben Stunden liegt. Sowohl Langschläfer mit mehr als sieben Stunden Schlafzeit als auch Kurzschläfer, die weniger als sechs Stunden schlafen, haben eine mehr als 15 Prozent kürzere Lebenserwartung.

Die Kritik ließ nicht lange auf sich warten, und mit Recht wiesen Kollegen auf einige methodische Schwächen der Studie hin. So wurde der allgemeine Gesundheitszustand der Befragten zu wenig berücksichtigt. Es kann nicht geklärt werden, ob Kranke aufgrund ihrer Krankheit mehr oder weniger schlafen statt wegen ihrer Schlafgewohnheiten, wodurch auch der Zusammenhang mit der höheren Sterblichkeit anders erklärt werden könnte.

Was allerdings nachgewiesen werden konnte, ist ein genereller Trend in den Industrieländern zu einer Verringerung der Schlafzeiten. Wurde um 1900 noch im Schnitt neun Stunden lang geschlafen, so verringerte sich die Schlafzeit 1975 auf siebeneinhalb Stunden und sank im Jahr 2000 noch weiter unter diesen Wert. Auch hier ist wieder Vorsicht vor voreiligen Schlüssen geboten, denn eine Verringerung der Schlafzeiten bedeutet noch nicht, dass sich dadurch auch gesundheitliche Spätfolgen ergeben. Was sich allerdings schon seit Längerem abzeichnet, ist ein Wandel in der Auffassung von gesundem Schlaf. Im Laufe der letzten Jahrhunderte hat sich allmählich an Stelle der Quantität die Qualität des Schlafs als eines der Charakteristika von erholsamem Schlummern durchgesetzt.

Das Ziel: Effizient und gut schlafen!

Wer sich eingehender mit der Literatur über Schlaf und Schlafstörungen beschäftigt, wird bald mit einem Paradoxon konfrontiert. Obwohl die Veröffentlichungen von Forschungsarbeiten auf dem Gebiet der empirischen Schlafforschung in den letzten Jahrzehnten rasant angewachsen sind, kann auf die elementare Frage, warum wir schlafen oder träumen, noch immer keine allgemeingültige Antwort gegeben werden. Trotzdem geben erstaunlich viele Schlafexperten vor, zu wissen, *wie* wir schlafen sollen. Einigkeit herrscht auch unter den Fachleuten z. B. darüber, dass Schlafen möglichst effizient sein soll. Die wenigen Stunden Schlaf, die zur Verfügung stehen, dürfen nicht durch Wachperioden unterbrochen werden, sondern sollen möglichst zu hundert Prozent schlafend verbracht werden. Ideal sind weiter, regelmäßige Zubettgehzeiten, sofortiges Einschlummern ohne viel »Schäfchenzählen« und ein Abarbeiten des täglichen Schlafpensums gleich in einem Stück. Bestenfalls tagsüber ein Nickerchen, besser noch ein kurzer »Power-Nap«, aber ansonsten soll uns der Schlaf nicht mehr weiter belästigen!

Hinter dieser Vorstellung steht die Auffassung, dass hauptsächlich die Qualität den Nutzen und Erholungswert von »hochwertigem Schlaf« bestimmt und weniger die Quantität. Viel, oft und lang zu schlafen sind keine Kriterien für erholsamen und gesunden Schlaf, sondern liefern, unter bestimmten Voraussetzungen, bereits die ersten Hinweise für eine Schlafstörung. Kommen noch Klagen über ein Nicht-ausgeschlafen-Sein und verminderte Leistungsfähigkeit hinzu, erhält das lange Schlafen seinen entscheidenden Krankheitswert. Therapeutische Maßnahmen zur Maximierung der Qualität der Schlafzeit setzen in erster Linie beim effizienten Durchschlafen möglichst kurzer Zeitintervalle an.

Verkehrte Welt: Den Seinen nimmt der Herr den Schlaf!

Die Vorstellung, dass Schlaf vergeudete Zeit sei, existiert in vielen Kulturen. Entsprechende historische Texte finden sich aus China (Antje Richter), Japan (Brigitte Steger) und Europa (Simon Williams). Zu langes Schlafen galt als ungesund und untugendhaft, eine Haltung, die sich bereits im Frühchristentum findet und bis in die heutige Zeit überdauert hat. Wenig schlafen galt als Zeichen von Fleiß und Willensstärke, ein Bild, das vor allem von Vertretern der politischen und klerikalen Elite geprägt wurde. Der Topos des schlaflosen Herrschers ist im europäischen Raum bereits zu Beginn des Mittelalters voll ausgebildet: Während das gemeine Volk schläft, wacht der Herrscher auch nächtens über seine Untertanen oder denkt über ihr Wohlergehen nach. Dem liegt die Vorstellung zugrunde, dass auch Gott nie schlafe, mehr noch: Schlaf sei eine urmenschliche Eigenschaft und eines der Merkmale, die den Menschen immer von Gott unterschiede. Ein weltlicher Herrscher, mit gottähnlichen Eigenschaften ausgestattet (Motto: Herrscher von Gottes Gnaden), hätte es Gott gleichzutun, also möglichst nicht oder nur sehr wenig schlafen. Schlaf macht aber den Menschen auch verwundbar, und es können gegen seinen Willen mit ihm folgenschwere Dinge passieren. Die Episode aus dem Alten Testament von der Schaffung Evas, während Adam schlief, veranschaulicht dies sehr deutlich. Doch wie Gott, so schlafe auch der Teufel nie, und damit könnte der schlafende Mensch leicht seine Beute werden. Es existiert in vielen Kulturen die Vorstellung, dass die Seele nächtens den Körper verlasse oder dass böse Geister und Dämonen Besitz von dem schlafenden und daher hilflosen Menschen ergriffen.

Die »Drud« und der Albdruck

Die »Trud« oder »Drud« war ursprünglich eine germanische Gottheit und die Personifikation von Kraft und Stärke (Thrúdr = Kraft, Frau). Erst mit dem Mittelalter wird der Name zur Bezeichnung für eine Hexe oder Zauberin. In zahlreichen Volksmärchen, vor allem in Hessen, Franken, Thüringen, Sachsen und im bayerisch-österreichischen Raum, wird die »Drud« als hungriges und bösartiges Nachtwesen dargestellt, das vor allem in Vollmondnächten Albträume, Siechtum und Tod bringt. In einigen Märchen trinkt sie Milch aus den Brüsten schlafender Mütter oder setzt sich nachts auf die Brust Schlafender und verursacht so den Albdruck oder Albträume. Auch vereint der Mythos »Drud« Elemente des altgermanischen oder keltischen Wiedergängerglaubens, in dem ein Toter umgeht und den Schlafenden den Lebensatem raubt.

Zahlreiche Rituale und Bräuche sind überliefert, die zur Abschreckung der »Drud« dienten. Weit verbreitet waren das Pentagramm oder der Drudenfuß (stilisierter Schwimmfuß einer Ente), welche mit geweihter Kreide als fünfzackiger Stern in einem Zug unter das Bett gezeichnet wurden. Dadurch sollte das Entführen oder Vertauschen schlafender Kinder durch die »Drud« verhindert werden. Gegen Albträume oder Albdruck hilft auch der Drudenstein, meist ein kleiner, möglichst runder Kalkstein mit einem Loch in der Mitte. Durch dieses wird eine Schnur gezogen und so der Stein über dem Bett oder einer Krippe befestigt. Ein weiteres probates Mittel sind gekreuzte Messer (Drudenmesser), die, über der Schlafzimmertür befestigt, die »Drud« in die Flucht treiben können.

Viele Elemente des »Drud«-Mythos sind im 18. Jahrhundert durch das Auftreten des Vampirglaubens übernommen und abgelöst worden und leben bis heute in unzähligen Varianten weiter; die Blut saugenden Abkömmlinge von Graf Dracula treiben bevorzugt in den TV-Spätabendprogrammen ihr Unwesen. – Und was noch übrig blieb vom »Drud«-Mythos: die vielen Sterne (meist fünfzackig) auf der Bettdecke und dem Kopfkissen. In diesem Sinne: Gute Nacht!

Um sich zu schützen, mussten zahlreiche Vorkehrungen getroffen werden, und das Schlafen in Gruppen könnte ebenfalls eine Strategie gewesen sein, um diesen Ängsten zu begegnen. Frauen spielten dabei eine sehr ambivalente Rolle. Zum einen wurde ihnen gemäß katholischer Vorstellungen eine moralische Schwäche und Nachgiebigkeit gegenüber dem Schlaftrieb zugeschrieben. Zu einer tugendhaften Lebensführung zählte auch maßvolles Schlafen: möglichst regelmäßig, wenig und diszipliniert, ein Schlafen in den Tag hinein galt vor allem unter Rittern als unehrenhaft. Andererseits wurden Frauen außergewöhnliche Fähigkeiten und ein Geheimwissen um die Wirkung von schlaffördernden Tinkturen zugeschrieben. Prominenteste Vertreterin war Hildegard von Bingen, die in einem Kommentar zu den Ordensregeln des Benedikt von Nursia eine der umfangreichsten Schriften zur Schlafdiätetik (Diätetik = Lehre von einer vernunftgeleiteten, gesunden Lebensführung) des Mittelalters verfasste. Und noch in einer anderen Rolle waren Frauen zu finden: Nicht selten hatten sie die mühevolle Aufgabe, friedlich schlummernde Recken und Helden zu wecken, um sie vor drohenden Gefahren zu warnen. So nachzulesen in einer Untersuchung über den Schlaf in der deutschsprachigen Dichtung des Hochmittelalters von Gabriele Klug. Diese Beispiele zeigen, und das wollen wir vorerst festhalten, die wichtige Rolle von Frauen bei der Organisation von Schlaf und der Behandlung von Schlafstörungen. Sie besaßen die Fähigkeit, den Schlaf zu beeinflussen, schliefen aber selbst nur mit »einem Auge«, um jederzeit Überwachungsfunktionen und Weckaufgaben zu erfüllen. Aus heutiger Sicht ist damit chronischer Schlafmangel vorprogrammiert und in der Folge Beeinträchtigungen in der Tagesbefindlichkeit und der Leistungsfähigkeit. Es gibt jedoch Hinweise darauf, dass Schlaf im Mittelalter unter anderen soziokulturellen Rahmenbedingungen stattgefunden hat, als dies heute der Fall ist.

Das Schlafen in Etappen – ein weit verbreitetes Phänomen?

Eine kulturhistorische Analyse der Schlafzeiten seit dem Mittelalter von Roger A. Ekirch kommt zu dem Schluss, dass die Menschen nicht immer »am Stück« geschlafen haben. In Großbritannien, Frankreich, Italien und Spanien war es durchaus verbreitet, in zwei Etappen zu schlafen. Mit dem Ende der Tagarbeit und nach Sonnenuntergang gönnte man sich eine Periode des »ersten Schlafs« (*englisch* »first sleep«), die etwa bis Mitternacht reichte. Daran schloss sich eine ein- bis zweistündige Wachphase an, die genutzt wurde, um auf die Toilette zu gehen, das Feuer im Ofen zu erneuern, Gespräche zu führen, zu meditieren oder Sex zu haben. In einer weiteren Schlafperiode, dem »zweiten Schlaf«, wurde dann bis zum Sonnenaufgang geschlummert. Dieser Schlafrhythmus hatte wahrscheinlich seinen Ursprung in der Tagesstrukturierung von Klöstern, die den Mönchen einen ersten Schlaf von Sonnenuntergang bis ein, zwei Stunden nach Mitternacht gönnten. Danach wurde geweckt, um nicht die nächtliche Gebetszeit der Mette oder Vigil (*lateinisch* für Nachtwache) zu versäumen. Ob allerdings das Christentum tatsächlich als Erfinder dieser Art von Schlafrhythmus gelten kann, ist ungeklärt. Die Schlafforschung kennt dieses Phänomen und spricht von *segmentiertem Schlaf*, ein Schlafverhalten, das auch bei vielen Tieren beobachtet wird. Welche Vorteile dieses Schlafmuster hat, ist weitgehend ungeklärt. Einen positiven Effekt hätte es zumindest auf all jene, die nächtens immer zur selben Zeit wach werden und für länger nicht einschlafen können. Im Mittelalter hätte ihr Schlafverhalten als völlig normal gegolten.

Die Schlafexperimente von Thomas Wehr aus dem Jahre 1996 sind in diesem Zusammenhang von besonderem Interesse. Seine Testpersonen mussten über mehrere Wochen hinweg auf künstliches Licht am Abend verzichten und stattdessen buchstäblich mit den »Hühnern ins Bett« und mit dem ersten Hahnenschrei wieder aus den Federn. Und siehe da, nach mehreren Tagen begann sich ein völlig neuer Schlafrhythmus herauszubilden, der sehr dem des »ersten« und »zweiten« Schlafs glich. Zunächst lagen die Testschläfer zwei Stunden wach, schliefen dann vier Stunden, lagen wieder für zwei bis drei Stunden wach, um schließlich nochmals vier Stunden zu schlafen. Dieser Schlafrhythmus wurde von den

Teilnehmern des Experiments durchweg als angenehm bewertet, und vor allem die nächtlichen Wachphasen regten zu vielerlei Aktivitäten an. Für einige war es eine Phase des Nachdenkens und Meditierens, für andere ein Zustand zwischen Wach und Schlaf mit traumähnlichen Wahrnehmungen. Auch in den darauffolgenden Schlafperioden hatten einige Testschläfer den Eindruck, sie träumten mehr und intensiver als sonst.

Es werde Licht – und das Ende einer Schlafära

Die Studie von Thomas Wehr ist ein weiterer Beleg dafür, dass durch die Industrialisierung und die Erfindung des elektrischen Lichts unsere Schlafgewohnheiten nachhaltig beeinflusst worden sind. Durch die Vertreibung der Finsternis vor allem aus den Städten verlor die Nacht viel von ihrem Schrecken. Die einsamen Straßen und Gassen wurden sicherer, Angst und Furcht wichen dem gleißenden Licht der Laternen, und Arbeiten war jetzt unabhängig von der Tageszeit unbegrenzt lange möglich.

Das vorindustrielle Schlafen in mehreren Segmenten gehörte ab jetzt der Vergangenheit an, der Schlafrhythmus wurde maßgeblich durch die Produktionsbedingungen der Arbeitswelt bestimmt. Das Prinzip von Angebot und Nachfrage wirkte sich auch auf den Schlaf aus: Um die Produktionszahlen bei guter Auftragslage zu steigern, wurde Tag und Nacht gearbeitet. Der Schlaf war ein lästiger Störfaktor, der die Produktivität sinken ließ und eine effiziente Auslastung von Maschinen verhinderte. Arbeiten im Schichtdienst war eine logische Konsequenz daraus, und die negativen Folgen von Nachtarbeit für die Gesundheit der Arbeitnehmer wurden als das kleinere Übel in Kauf genommen. Schlaf und Regeneration waren jetzt eindeutig Privatangelegenheit des Arbeitnehmers und

wurden im Laufe der Industrialisierung des 18. und 19 Jahrhunderts aus der Arbeitswelt ausgegliedert.

Parallel dazu veränderte sich auch die Arbeitswelt. War bisher ein Großteil der Handwerksbetriebe familiär organisiert,
sodass die Arbeitsstätte und der Wohn-/Schlafbereich häufig
nicht getrennt gewesen sind, wurde Arbeit zunehmend in
Fabriken und Produktionsstätten ausgelagert, die abseits des
Wohnortes lagen. Die zunehmende Distanz zwischen Wohnung und Arbeitsstätte brachte einen nachhaltigen Wandel in
den Wohnverhältnissen mit sich. Es entstanden neue Formen
von Schlafarrangements, wie Arbeiterschlafstätten (Schlafsäle
für Industriearbeiter), Schlafgängertum (Vermieten von Schlaf-
plätzen) und das Schlafen in Schichten (eine Schlafstätte wurde
abwechselnd von mehreren Schläfern genutzt).

Die sozialen und gesundheitlichen Auswirkungen dieser
neuen Schlafformen erzwangen ein behördliches Einschrei-
ten und weit reichende gesundheitspolitische und arbeits-
rechtliche Maßnahmen. Der Schlaf, jetzt zu einer Sache des
öffentlichen Interesses geworden, wurde ab nun zu einer
messbaren und kalkulierbaren Größe. »Man rechnet jetzt mit
dem Schlaf der Menschen wie seit dem 19. Jahrhundert mit
ihrer Arbeit«, schreibt Peter Gleichmann. Zunächst werden
Vorschriften erlassen, um Mindestgrößen für Schlafzimmer
im kommunalen Wohnbau festzulegen, und Empfehlungen
für die Positionierung und die Beschaffenheit des Betts wurden herausgegeben. Die gesundheitlichen Auswirkungen von
Nachtarbeit, Schlafmangel und schließlich von Schlafstörungen und deren Auswirkungen auf die Arbeitsleistung führten
ab Mitte des 20. Jahrhunderts zur Etablierung eines neuen
Wissenschafts- und Forschungszweiges, der Schlafmedizin.

Die nachhaltigen sozialen Veränderungen des Schlafs sind
charakteristisch für die Industrieländer Europas und der
USA. Ein Großteil der Weltbevölkerung schläft jedoch in

sehr unterschiedlichen Schlafarrangements, die wir nicht einmal kennen. Leider ist zu befürchten, dass durch die fortscheitende Verwestlichung eine neue Kolonialisierungswelle stattfindet, die diesmal nicht das Verbreiten von abendländischen Weltanschauungen und politischer Macht anstrebt, sondern westliche Lebens- und Schlafgewohnheiten exportiert.

Segmentierter Schlaf ist bei einigen außereuropäischen Kulturen in Afrika und Asien ebenfalls beschrieben worden und könnte in prähistorischen Zeiten bei Naturvölkern weit verbreitet gewesen sein. Für die Schlafforschung stellt sich die Frage, ob dieses Schlafmuster das Bedürfnis nach Ruhe und Erholung besser erfüllt und dem natürlichen Schlaf-Wach-Rhythmus eher entspricht. Nach dem jetzigen Wissensstand kann darauf noch keine endgültige Antwort gegeben werden, wenn auch einige Befunde klar gegen eine Hauptschlafperiode als die beste aller Schlafmöglichkeiten sprechen.

Was den Schlaf stören kann – Lärm und Licht

Umfragen zufolge sind Lärm und Licht die mit Abstand häufigsten Umgebungsfaktoren, die den Schlaf stören. Witterungseinflüsse wie Fön, Schlechtwetter, zu hohe oder zu niedrige Temperaturen sind ebenfalls Faktoren, die den Schlaf negativ beeinflussen. Und nicht zuletzt darf der Vollmond nicht fehlen, der nach Umfragen zufolge bei mehr als 38 Prozent der Befragten sich negativ auf den Schlaf auswirken soll. Die Anforderungen an einen optimalen Schlafplatz sind eine effiziente akustische Abschirmung von Außenreizen, wirksame Abdunkelungsvorrichtungen und eine individuelle Temperaturanpassung. Die Wahl der ergonomisch richtigen Liegematte ist ebenfalls ein wesentlicher Bestandteil dieses

Schlafarrangements. Von diesen Details einmal abgesehen, können wir festhalten, dass die Abwesenheit und Abschirmung von äußeren Reizen ein wesentlicher Bestandteil des Konzepts »guter Schlaf« ist. Doch wie viel Lärm oder Licht ist schädlich?

Das Schlaflabor an der Universitätsklinik für Neurologie in Wien erfüllt fast alle Forderungen an einen ruhigen Schlafplatz in idealer Weise: ein klimatisierter, fensterloser Raum, in einem Bereich gelegen, zu dem keinerlei Umgebungsreize durchdringen. Trotzdem würde keiner der Mitarbeiter sich einen solchen Schlafplatz wünschen, zu sehr erinnert der Raum an einen Bunker. Doch schlafen kann man hier erstaunlich gut – bis zu einem gewissen Grad. Immer wieder berichten uns Versuchspersonen oder Patienten, dass sie auf eine für sie unnatürliche Weise tief und lange geschlafen haben und nach dem Aufwachen eine Zeit lang völlig desorientiert waren. Die fremde Schlafumgebung ist dafür sicher auch verantwortlich, trotzdem wird die völlige Abwesenheit von Licht oder Umgebungsgeräuschen als Grund für dieses unheimliche und unangenehme Gefühl beim Erwachen genannt. Die Vorstellung von Schlafen in einer von äußeren Reizen fast völlig abgeschirmten Situation ist eine relativ neue Entwicklung und entspricht in der Regel nicht der typischen Schlafumgebung, weder in anderen Kulturen noch in früheren Jahrhunderten bei uns. Egal, ob in größeren Gruppen oder als Paar geschlafen wurde, Umgebungsgeräusche (verursacht durch Haustiere, Mitbewohner usw.), Geruchs-, Temperatur- (z. B. durch ein Kamin- oder Lagerfeuer) und Lichtreize waren immer Teil der den Schlaf begleitenden Nachtmusik. Die Forderung nach extrem reizarmer Schlafumgebung wirft neue Fragen auf: Es ist durchaus denkbar, dass dadurch das schlafende Gehirn in einer Weise gereizt wird, die letztendlich Schlaf auch wieder verhindern könnte. Experimente, in denen Versuchspersonen extrem reizarmen Umgebungen ausgesetzt wurden (»Reizdeprivationsstudien«), zeigten, dass dadurch im Wachen Fehlwahrnehmungen, ja sogar Halluzinationen ausgelöst werden konnten. Es stellt sich die Frage, ob nicht eine geringe, aber noch wahrnehmbare sinnliche Reizung für eine gute Schlafqualität wichtig ist. Zu viel Lärm (Straßen- oder Fluglärm) stört den Schlaf nachhaltig und ist auf Dauer gesundheitsschädigend. Eine der Folgen von gestörtem Nachtschlaf sind Tagesmüdigkeit und Leistungsdefizite, Aufmerksamkeits- und Konzentrationsstörungen. Doch tagsüber einmal schläfrig zu sein, vor allem am frühen Nachmittag, muss nicht ein Zeichen von ungenügendem Nachtschlaf sein, sondern ist auch durch unsere innere Uhr vorprogrammiert. Dieses Phänomen tritt in allen uns bekannten Kulturen auf. Es lohnt sich, einen Blick darauf zu werfen, wie Tagesschlaf in den verschiedenen Kulturen stattfindet. Die Siesta ist wohl die bekannteste Tagesschlafzeit, doch nicht die einzige.

Mono- und polyphasische Schlafkulturen

Länder, in denen regelmäßig eine Siesta gehalten wird, zählen wir zu den polyphasischen Schlafkulturen, im Gegensatz zu denen, die hauptsächlich nur eine Schlafzeit (monophasisch) kennen. Doch nicht immer wird während der nachmittäglichen Ruhepause auch tatsächlich geschlafen: Meist wird in den eigenen vier Wänden nur geruht oder gedöst. Traditionelle Siestakulturen sind die mediterranen Länder, obwohl hier unter dem Einfluss einer voranschreitenden Industrialisierung die Siesta zunehmend seltener wird. Ähnlich ist die Situation in Brasilien und anderen südamerikanischen Ländern. China geht hier andere Wege. Ursprünglich sehr weit verbreitet, wurde der Mittagsschlaf oder »xiuxi« nach dem Tod Mao Zedongs 1976 unter seinem Nachfolger Deng Xiaoping geächtet. Eine heftige Diskussion über den Nutzen von »xiuxi« war die Folge, letztendlich ist aber das Recht auf Mittagsschlaf in der Chinesischen Verfassung im Artikel 49 festgelegt. Bis zu zwei Stunden darf die chinesische Variante der Siesta dauern, die trotz boomender Wirtschaft und zunehmender Verwestlichung der Lebensgewohnheiten immer mehr Anhänger findet.

In Japan ist Schlafen in der Öffentlichkeit weit verbreitet und sozial nicht geächtet. Selbst ein Nickerchen während einer Vorlesung oder bei Parlamentssitzungen gilt als nicht verwerflich. Laut einer Analyse der japanischen Schlafgewohnheiten von Brigitte Steger wird diese Schlafgepflogenheit »Inemuri« (bedeutet etwa »schlafend anwesend sein«) genannt und gilt als ein Indiz für Fleiß und Arbeitseinsatz bis spät in die Nacht hinein. Auch erfreuen sich »Nap-Shops« (vom *englischen* »nap« für Nickerchen), in denen sich erschöpfte Arbeiter einen Schlafplatz für kurze Zeit mieten können, großer Beliebtheit.

Nachtarbeit (oder exzessive Freizeitaktivität) ist nur eine Ursache, die verhindert, dass die Zeit der Finsternis nicht mehr hauptsächlich für den Schlaf genutzt wird, auch kulturelle Ereignisse und religiöse Riten finden häufig während der Nacht statt. Die Gründe dafür reichen von klimatischen Faktoren – nächtens ist es vor allem in südlichen Ländern kühler – bis hin zur Nutzung der dramaturgischen Möglichkeiten, die eine Abenddämmerung oder Finsternis bei der Inszenierung ritueller und theatralischer Handlungen bietet. Indien ist dafür ein gutes Beispiel. Das kulturell-religiöse Leben ist auch ein Grund dafür, dass es im öffentlichen Leben Indiens keine strikte Trennung von Wach- und Schlafperioden gibt. In kaum einer anderen Kultur sind mehr schlafende Menschen tagsüber anzutreffen, sodass es schwerfällt, hier »nur« von einer Siestakultur zu sprechen, meint Lodewijk Brunt in seiner Analyse der Schlafgewohnheiten Indiens.

Vom Mittagsschlaf zum »Power-Napping«

Die Zeiten, in denen der Mittagsschlaf oder das »Auf-der-faulen-Haut-Liegen« in unseren Breitengraden verpönt waren, gehen langsam vorbei. Laut neuesten Umfrageergebnissen aus Deutschland und Österreich erfreut sich ein kleines Nickerchen tagsüber zunehmender Beliebtheit. Bei einer Umfrage aus dem Jahre 2007, durchgeführt von der Österreichischen Gesellschaft für Schlafmedizin und Schlafforschung (ÖGSM), gaben immerhin 23 Prozent der befragten Österreicher an, gelegentlich nachmittags zu schlafen, ein Drittel sogar täglich. Der typische Mittagsschläfer aus der Alpenrepublik verfügt über ein geringeres Einkommen, ist über 50, Pensionär, verwitwet oder Hausfrau. Die Zahlen aus Deutschland zeigen ein ähnliches Bild: 19,1 Prozent schlafen tagsüber, wenn sich dazu eine Gelegenheit bietet, 14 Prozent schlafen regelmäßig tagsüber und 2,2 Prozent geben an, dass sie einen Mittagsschlaf auf jeden Fall benötigen, ansonsten sei mit ihnen nichts anzufangen.

Über die Dauer des nachmittäglichen Schlummers gibt das vorhandene Zahlenmaterial nur ungenügend Auskunft. 40 Prozent der nordamerikanischen Bevölkerung geben an, mindestens einmal pro Woche etwa 60 Minuten zu nappen, in Deutschland wird im Durchschnitt tagsüber nur etwas mehr als 14 Minuten geschlafen. Es lässt sich nicht sicher feststellen, ob die nachmittägliche Pause genutzt wird, um zu dösen und entspannt wach zu liegen, oder ob tatsächlich geschlafen wird. Die vorliegenden Daten zeigen aber einen Trend hin zu kürzeren Liegezeiten, kombiniert mit Kurzschlafperioden. Dafür hat sich der Begriff »Power-Napping« (etwa: »leistungssteigernder Kurzschlaf«) durchgesetzt und zu einer regelrechten Lifestyle-Bewegung entwickelt. Nicht länger als 30 Minuten soll dieser Rekreationskick dauern, um seine volle aktivierende Wirkung entfalten zu können. Angesichts dieser neuen Attribute verblasst das herkömmliche Mittagsschläfchen zu einem beschaulich-trägen Ruhestündchen, dem Faulenzen näher verwandt als einem effizienzsteigernden Fitnessprogramm fürs Gehirn. Wie lange jedoch optimal genappt werden soll, darüber ist sich die Fachwelt noch nicht einig. Muss tatsächlich eine ganze halbe Stunde dafür aufgewendet werden oder kann's auch kürzer sein? Eine Studie, durchgeführt an der Universitätsklinik für Neurologie Wien unter der Leitung von Cornelia Sauter und Doris Moser zeigte, dass sich ein Gefühl von Erholtsein bereits nach wenigen Minuten Schlaf einstellen kann. Egal ob drei oder 30 Minuten, die Testpersonen fühlten sich zwar besser, aber leistungsfähiger waren sie deswegen noch nicht. Selbst nach längeren Schlafzeiten verbesserte sich die Aufmerksamkeit und Konzentration nicht wesentlich im Vergleich zu einer Kontrollgruppe, die nicht schlafen durfte.

Wer nappt öfter: Frau oder Mann?

Sowohl die Umfrageergebnisse aus Deutschland als auch die aus Österreich zeigen, dass Hausfrauen etwas öfter tagsüber schlafen als Männer. Ein Grund dafür sind sicher die unterschiedlichen sozialen Rollen, die Frauen und Männer in einer Gesellschaft zu erfüllen haben. Dies erleichtert oder erschwert auch die Möglichkeit, sich tagsüber ein kurzes Nickerchen zu gönnen. Eine Studie unter der Leitung von Kathryn Lee von 2007 mit verheirateten griechischen Paaren zeigte, dass gleich viele Frauen wie Männer sich täglich eine etwa 60- bis 70-minütige Siesta gönnen. Frauen schliefen aber im Durchschnitt um ca. zehn Minuten länger als Männer, obwohl sie in der Nacht davor genügend Schlaf hatten und sich auch nicht über gestörten Nachtschlaf beklagten. Das verwundert nicht, da Frauen etwas mehr Schlaf benötigen als Männer, offensichtlich auch tagsüber (mehr darüber im Kapitel 5). Für Verwunderung unter der Studienleitung sorgte allerdings die Ansicht der untersuchten Griechen, großenteils Athener, dass sie zwar am Nachmittag ruhen, aber nicht schlafen. Siesta bedeutet für den Großteil der Griechen, sich in den Kreis der Familie zurückzuziehen, zu dösen, sich auszuruhen. Dies wird als »Zeit der allgemeinen Ruhe« bezeichnet und nicht als Mittagsschläfchen oder gar »Power-Napping«. Alleine oder etwa in fremder Umgebung zu ruhen oder auch zu schlafen ist für viele ältere Griechen unvorstellbar, das findet sich allenfalls bei der großstädtischen Jugend.

Tagesschlaf –
kulturelle Normen und biologisches Bedürfnis

Ob Siesta, »xiuxi«, »Inemuri« oder »Power-Napping«, die nachmittägliche Müdigkeit ist ein Phänomen, das in allen Kulturen bekannt ist. Der Grund für das Phänomen Tagesschlaf liegt weniger in den zu knapp bemessenen nächtlichen Schlafenszeiten, sondern hat vielmehr biologische Ursachen. Das nachmittägliche Leistungstief, verbunden mit Schläfrigkeit, entspricht einem biologischen Bedürfnis. Physiologisch zeigt sich dies in einem Absinken der Körpertemperatur – ein typisches Zeichen des Organismus für Schlafbereitschaft – und auf der psychischen Ebene in einer Verminderung der Belastbarkeit und Leistungsfähigkeit. Die Folgen sind eine erhöhte Fehlerhäufigkeit und eine geringere Arbeitsleistung. Je nach Art der Tätigkeit kann diese Phase mit unterschiedlichen Strategien überwunden werden: Kaffee trinken, frische Luft, Bewegung oder Gespräche mit den Arbeitskollegen. Am günstigsten ist sicher eine kurze Ruhe-/ Schlafpause, denn gegen Müdigkeit hilft nur eines – schlafen. Die Forderung nach Ruhezonen in Büros und Betriebsstätten wird zwar immer öfter gestellt, und Ökonomen scheinen sich mit dem Gedanken an Mittagsschläfchen am Arbeitsplatz langsam anzufreunden, der Weg bis dorthin ist aber noch lang. Zu sehr scheint dem Schlaf noch das Image des unproduktiven und notwendigen Übels anzuhaften, eine Ansicht, die vor allem in westlichen Kulturen eine lange Tradition hat.

Auch bezüglich des Tagschlafs werden unterschiedliche Auffassungen sichtbar. Mittagsschlaf und Siesta sind Relikte aus einem sozialen Umfeld, in dem Schlafen verstanden wurde als »sich zurückziehen« oder, um es mit einem modischeren Wort zu umschreiben, »sich eine Auszeit nehmen«. Der Rahmen ist das familiäre Umfeld, und Arbeits- und Wohnbereich liegen eng beieinander. Ein typisches Beispiel dafür ist der landwirtschaftliche Betrieb oder der kleine Gewerbebetrieb im Hinterhof. Klimatische Faktoren, wie extreme Hitze, spielen ebenfalls eine Rolle, dürften aber letztendlich nicht den Ausschlag für ein Mittagsschläfchen geben.

Dass neuerlich den individuellen Schlafmustern wieder mehr Aufmerksamkeit und Raum gegeben wird, hat sicher auch seine Entsprechung in der zunehmenden Restrukturierung der Arbeitswelt hin zu privaten Dienstleistern und selbstständig Beschäftigten. Da Arbeit zunehmend in den Privatraum ausgelagert wird, verschwindet allmählich die Trennung von Arbeits- und Wohnbereich wieder. Der PC oder Laptop im Schlafzimmer ist dafür das deutlichste Zeichen. Damit verbunden ist eine zunehmende Individualisierung der Arbeitszeit. Indem sich's jeder selbst einteilen kann, wann er arbeitet, werden individuelle Schlafmuster und Vorlieben immer mehr zu wesentlichen Rahmenbedingungen der Arbeitsleistung. Nicht mehr die Produktionsstätte, ob Amt oder Betrieb, geben die Arbeitszeiten vor, sondern der Biorhythmus oder das individuelle Schlafmanagement. Die skizzierten Perspektiven betreffen bisher wahrscheinlich nur einen kleinen Teil der Erwerbstätigen, doch wenn sich dieses Beschäftigungsmodell als erfolgreich herausstellt, hat das sicher Auswirkungen auf andere Arbeitsbereiche. Das zunehmende Angebot an Schlaftrainern, Siesta-Beratern und Biorhythmus-Coachs sind dafür die ersten Anzeichen.

Schlafarrangements und soziokulturelle Einflüsse

Schlafen ist in den westlichen Industriegesellschaften mit folgenden Vorstellungen verknüpft:
- Der Nachtschlaf soll nach Möglichkeit en bloc ohne nennenswerte Unterbrechungen konsumiert werden. Im Durchschnitt sollte nicht länger als sieben bis acht Stunden geschlafen werden.
- Die bevorzugte Zubettgeh- und Aufstehzeit liegt zwischen 22 und 23 Uhr bzw. zwischen 6 und 7 Uhr. Lediglich an Wochenenden wird später zu Bett gegangen und länger geschlafen.
- In der Nacht soll möglichst effizient geschlafen werden. Längere Wachperioden und eine lange Einschlafzeit gelten als störend. Allgemein gilt: Schlafqualität geht vor Quantität.
- Schlafen in den Tag hinein oder aber das Schlafen während des Tages wird zwar toleriert, gilt aber nach wie vor als Zeichen von Faulheit.

- Der Schlaf soll in einem gegenüber Licht, Lärm und zu starken Temperaturschwankungen geschützten Raum stattfinden.

Viele dieser Vorstellungen sind mit der Anwesenheit von Mitschläfern nicht in Einklang zu bringen, denn sie orientieren sich fast ausschließlich an der Optimierung des individuellen Schlafmusters. Schläft jemand im selben Zimmer oder gar im selben Bett, lassen sich einige der oben angeführten Punkte nur sehr schwer umsetzen. Entweder wird ein Kompromiss gefunden, oder im günstigsten Fall hat ein Mitschläfer einen gesegneten Schlaf und kann überall und immer gut schlafen. Im ungünstigen Fall wird ein Zusammenschlafen auf Dauer unmöglich und getrennte Schlafzimmer werden die einzige Lösung sein. Doch darüber mehr in den folgenden Kapiteln. Unter den skizzierten soziokulturellen Voraussetzungen, und damit kehren wir zurück zur Ausgangsposition, wird eine Paarschlafsituation früher oder später immer einen Interessenkonflikt zwischen den Schlafbedürfnissen der Partner hervorrufen. Schlafen Kinder bei ihren Eltern, wird die Situation noch schwieriger, ist aber durch die zeitliche Begrenzung dieses Schlafarrangements leichter zu ertragen.

Paarschlaf – ein Schlafarrangement mit Zukunft?

Ungeachtet der ungünstigen Rahmenbedingungen ist das Schlafen zu zweit, ob verheiratet oder nicht, ein sehr weit verbreitetes Schlafarrangement. Laut Umfrage von 2007 (Österreichische Gesellschaft für Schlafmedizin, ÖGSM) schläft fast die Hälfte der Österreicher ständig mit einem Partner und nur ein knappes Drittel ständig allein, die restlichen 23 Prozent schlafen mal mit und mal ohne Partner, sind also Wechselschläfer. Jüngere und Ledige schlafen häufiger alleine, ebenso

Personen mit niedrigerem Einkommen. Die Hälfte der Befragten ist zudem der Meinung, mit Partner besser zu schlafen, bei 22 Prozent hat die Anwesenheit des Partners keinen Einfluss auf die Schlafqualität. Immerhin 28 Prozent sind der Meinung, alleine viel besser zu schlafen. Frauen behaupten zu einem etwas größeren Teil, mit Partner besser zu schlafen als ohne. Nach Berufsgruppen unterteilt, schätzen Landwirte sowie Hausfrauen den Schlaf bei dem Partner besonders. Aktuelles Zahlenmaterial aus Deutschland steht leider nicht zur Verfügung. Lediglich die Ergebnisse einer Umfrage der Zeitschrift »Das Haus« geben einen kleinen Einblick: Danach sind 53 Prozent der Befragten der Meinung, sie schlafen besser, wenn sie mit Partner oder Partnerin das Bett teilen. Da es keine Daten aus älteren Umfragen gibt, können wir nicht beurteilen, ob sich ein Trend in Richtung Zusammen- oder Alleinschlafen abzeichnet. Die zunehmende Anzahl an Single-Haushalten (etwa bei 35 Prozent) lässt aber vermuten, dass die Zahl der Wechselschläfer größer wird. Eine der Schlussfolgerungen aus dem Kapitel 2 war ja, dass der Paarschlaf ein Produkt der sozialen und kulturellen Entwicklungen der letzten Jahrhunderte ist. Es besteht daher Grund zu der Annahme, dass die sich abzeichnenden Veränderungen in der soziodemografischen Struktur in den westlichen Gesellschaften auch das Schlafen zu zweit verändern werden. Insbesondere die Häufigkeit des Beieinanderschlafens wird sich ändern, was zur Folge hat, dass die Zahl der Wechselschläfer zunehmen wird und Langzeit-Partnerschaften mehr von der Möglichkeit getrennter Schlafzimmer Gebrauch machen werden.

Weltweit allerdings zeigt sich ein gegenteiliger Trend. Durch die zunehmende Verwestlichung wird das Modell Paarschlaf auch in Kulturen populär, die ursprünglich nicht diese Form des Beieinanderschlafens kannten. In asiatischen und afrikanischen Gesellschaften ist das Schlafen in Gruppen wesentlich häufiger als das separate Schlafen in getrennten Zimmern. Dies betrifft auch Paare, die zwar beieinander, aber häufig mit der ganzen Familie, von den Kindern bis zu den Großeltern, im selben Bett oder im selben Raum schlafen. In traditionellen afrikanischen Kulturen sind heute noch Schlafräume für ein ganzes Dorf, getrennt für Frauen mit Kindern oder Männern, weit verbreitet.

Fazit: Kulturelle Rahmenbedingungen beeinflussen das Schlafverhalten

Zwischen den biologischen Bedürfnissen nach Schlaf, Ruhe und Erholung und dem gesellschaftlichen Umfeld existieren eine Vielzahl von Interaktionen und Rückkopplungsprozesse. Diese Prozesse definieren auch die Grenze zwischen dem, was als normaler, und dem, was als gestörter Schlaf gilt. Daraus lassen sich wichtige Merkmale für eine Schlafstörung ableiten: ein Zuviel oder Zuwenig an Schlaf, das Schlafen zum falschen Zeitpunkt und am falschen Ort. Als Folge können sich Beeinträchtigungen in der Arbeitsleistung, psychische und physische Störungen entwickeln. Kulturelle Normen haben einen wesentlichen Einfluss auf das Wie, Wann, Wo und auch darauf, mit Wem geschlafen wird.

In diesem Kapitel haben wir versucht, auf die einzelnen Fragen Antworten zu finden. Zunächst auf die Frage nach dem *Wann*: Sind fixe Zubettgeh- und Aufstehzeiten erwünscht? Oder ist es jedem freigestellt, nach Gutdünken seine Schlafzeiten zu wählen? Der gesellschaftliche Einfluss ist hier enorm, und Sprüche wie »Morgenstund' hat Gold im Mund« oder die Volksweisheit, dass der Schlaf vor Mitternacht am gesündesten sei, zeigen sehr deutlich, dass frühes Aufstehen ein sozial erwünschtes Verhalten ist.

Als Nächstes stellten wir die Frage, *Wie* und *Wo* geschlafen werden soll. In den westlichen Kulturen besteht eine deutliche Vorliebe für das Schlafen »in einem Stück«, das segmentierte oder portionsweise Schlafen hingegen gehört der Vergangenheit an. Auch die Siesta oder das traditionelle Mittagsschläfchen sind etwas in Vergessenheit geraten, obwohl es neuerdings zu einer Wiederbelebung der nachmittäglichen Schlafpausen kommt, nicht zuletzt in Folge der »Power-Napping«-Bewegung. Mit dem Tagesschlaf streiften wir auch das Problem des Schlafens in der Öffentlichkeit, das nach wie vor in den westlichen Kulturen stark negativ besetzt ist.

Im letzten Teil des Kapitels beschäftigten wir uns mit den Auswirkungen der soziokulturellen Rahmenbedingungen auf den Paarschlaf, womit wir bei der Frage, mit *Wem* wir schlafen, angelangt sind. Obwohl das Schlafen zu zweit ein sehr beliebtes Schlafarrangement ist, sind die gesellschaftlichen Vorstellungen über den Schlaf für den Paarschlaf ungünstig. Wir wollen lieber effizient und ungestört, unter optimalen Bedingungen schlafen, und das ist mit dem Schlafen zu zweit vorerst nicht in Einklang zu bringen. Deswegen fällt unsere Prognose bezüglich des Paarschlafs als Schlafarrangement mit Zukunft ungünstig aus. Doch ein endgültiges Urteil soll an dieser Stelle noch nicht gefällt werden. In den folgenden Kapiteln ist noch eine Vielzahl wesentlicher Fragen zu klären.

Kapitel 4

> *»Johansson und seine Frau hatten nicht denselben Tagesrhythmus. So ließ sich vorsichtig die Tatsache umschreiben, dass er selbst nur selten später als sechs Uhr morgens aus den Federn stieg, während seine Gattin den Tag dort verbringen würde, wenn sie die Wahl hätte, und jedenfalls war sie an einem Samstagmorgen vor zehn kaum ansprechbar.«*

(Leif GW Persson: Eine andere Zeit, ein anderes Leben. München 2006, S. 354)

Sicher haben Sie in Ihrem Bekanntenkreis auch jemanden, der Termine für Arbeitsmeetings, gemeinsame Ausflüge oder Unternehmungen am liebsten schon um fünf Uhr morgens ansetzen würde. Umgekehrt allerdings, wenn Sie nach einem Kinobesuch oder Konzert so richtig unternehmungslustig sind, verabschiedet sich Ihr Bekannter meist sehr bald, weil es ja schon 22.30 Uhr ist, und um diese Zeit sei mit ihm »nichts mehr anzufangen«, weil er einfach schon zu müde ist. Ob Sie eher zu der einen oder zu der anderen Gruppe gehören, hängt weniger von Gewohnheiten oder dem sozialen Umfeld ab, sondern wird durch biologische Faktoren, die »Uhren-Gene«, mitbestimmt. Diese geben den Takt der inneren Uhr vor und entscheiden, ob Sie eher ein Kurz- oder Langschläfer, Morgen- oder Abendmensch sind und wie Ihr Tagesrhythmus abläuft. Die Johanssons in Leif Perssons Roman »Eine andere Zeit, ein anderes Leben«, aus dem das Eingangszitat zu diesem Kapitel stammt, sind ein Paar, wobei er offensichtlich eine Lerche und sie eine Eule ist. Diese Paarkonstellation ist keineswegs der

Regelfall sondern, im Gegenteil, die Ausnahme. Die Folgen, die sich daraus für das Schlafverhalten zu zweit ergeben, sind ein Thema dieses Kapitels. Einfluss auf das Schlafverhalten haben auch der Schlaftyp (Kurz-/Langschläfer), Verhaltenstypen wie solche mit dem Bedürfnis nach Kontrolle, Persönlichkeitsmerkmale (Ängstlichkeit, depressive Verstimung) und das Alter. Weil ältere Menschen, vor allem Frauen, häufig unter Schlafstörungen leiden, wird dieses Thema ebenfalls behandelt. Den letzten Punkt bildet eine Zusammenfassung und eine Diskussion darüber, welche Konsequenzen sich aus dem Dargestellten für das Schlafen zu zweit ergeben.

Von Lerchen und Eulen

Ob Sie vom Chronotyp her eher dem Abend- oder dem Morgentyp entsprechen, können Sie mit einem relativ einfachen Verfahren selbst feststellen. Erinnern Sie sich an Nächte, an denen Sie am nächsten Tag frei hatten (am besten gleich eine Reihe von Urlaubstagen), und notieren Sie die Zubettgeh- und Aufstehzeiten. Dann bestimmen Sie die Schlafmitte durch Halbierung der Gesamtschlafzeit: Wer zum Beispiel von 23 Uhr bis 7 Uhr schläft, erreicht seine Schlafmitte um 3 Uhr morgens. Werte zwischen 3 und 4 Uhr sind üblich, und wenn Sie in diese Zeitspanne fallen, gehören Sie zur Gruppe der »Weder-Noch«-Typen. Nach Untersuchungen des Münchner Chronobiologen Till Roenneberg entspricht das der Mehrheit der mitteleuropäischen Bevölkerung, denn extreme Morgentypen (Schlafmitte vor 2 Uhr morgens) und extreme Abendtypen (Schlafmitte nach 5 Uhr morgens) sind eher selten und machen weniger als 5 Prozent der Gesamtbevölkerung aus. Interessanterweise ist in den letzten Jahren eine Zunahme der extremen Chronotypen zu beobachten und sowohl in der österreichischen als auch in der deutschen Bevölkerung ein Trend in Richtung Abendtyp. Das Phänomen »Lerchen« und »Eulen« hat die Schlafforschung schon seit Langem beschäftigt. Es mangelt ja nicht an Volksweisheiten darüber, dass Morgenmenschen gesünder, weiser und leistungsfähiger seien als Abendmenschen. Bis dato konnten diese Annahmen aber keine Bestätigung finden. Hinweise gibt es lediglich dafür, dass Lerchen ihre Schlafqualität besser bewerten als Eulen. Eine Ursache dafür ist das leichte Schlafdefizit, das Abendmenschen während der Woche in Kauf nehmen müssen, falls sie einer regelmäßigen Arbeit nachgehen. Sie schlafen daher weniger als das, was für sie optimal wäre, und an den Wochenenden versuchen sie dann ihr Schlafdefizit auszugleichen. Was sich in Umfragen allerdings immer wieder bestätigt, ist die ungleiche Verteilung von Eulen und Lerchen zwischen den Geschlechtern. Dafür wird eine Reihe von biologischen Gründen verantwortlich gemacht.

Morgen- und Abendmenschen – biologische Ursachen

Wie bereits erwähnt, bestimmen sogenannte »Uhren-Gene« maßgeblich den Chronotyp. Ein Gen mit der Bezeichnung HPER2 regt Körperzellen täglich dazu an, Eiweißmoleküle zu bilden, die dann als Taktgeber für den Organismus dienen. Geringe Veränderungen in der Molekularstruktur der »Uhren-Gene« können dazu führen, dass sich der Biorhythmus des Menschen nach vorne oder hinten verschiebt. Die Intensität des Einflusses dieser internen Zeitgeber ist individuell sehr unterschiedlich: Manche Menschen werden von ihrer inneren Uhr stärker beeinflusst, andere weniger, und dementsprechend größer oder geringer sind die Reaktionen auf äußere Einflüsse. Ein typisches Beispiel ist die Verschiebung des Schlafrhythmus aufgrund der Sommer- und Winterzeitumstellungen, die einige kaum spüren, die bei anderen indes längere Anpassungsprobleme hervorrufen. Unser innerer Rhythmus ist im Schnitt um eine Stunde länger programmiert als der normale 24-Stunden-Tag-Nacht-Rhythmus. Wir könnten also problemlos mit einem 25-Stunden-Tag leben, und in einer Reihe von sogenannten Bunker-Experimenten (Räume ohne Tageslicht und ohne Zeitinformationen) konnte dies auch nachgewiesen werden. Im Alltag wird unsere innere Uhr durch äußere Zeitgeber wie dem Hell-Dunkel-Rhythmus der Sonne und dem sozialen Umfeld mitgesteuert, doch der Grundrhythmus ist biologisch vorprogrammiert. Biologische Ursachen sind dafür verantwortlich, dass Menschen bis zur Pubertät eher Morgentypen sind und mit dem Älterwerden selbst aus Eulen allmählich Lerchen werden.

Die Folgen: »Lady Sunshine – Mister Moon?«

Einige Studien konnten auch zeigen, dass Schichtarbeit von Abendtypen besser toleriert wird. Die gesundheitlichen Risiken von Schichtarbeit für Frauen scheinen höher zu sein. Die alarmierenden Befunde über erhöhtes Brustkrebsrisiko bei Frauen, die regelmäßig nachts arbeiteten, haben die Diskussion darüber neu entfacht. Was sich allerdings auch zeigt, ist, dass der individuelle Chronotyp dabei eine wichtige Rolle spielt. Das Wochenendschlafverhalten von StudentInnen lieferte bei einer Untersuchung unter der Leitung von John Dittami dafür einige Hinweise. Und die Konsequenzen für das Schlafen zu zweit? Ist es wirklich so aussichtslos, wie Conny Froboess diese Situation in dem Song »*Lady Sunshine, Mister Moon*« schildert? Keineswegs, denn unsere Studien zeigen, dass die meisten Paare nach ihrem Chronotyp sehr ähnlich sind und extreme Morgen- und Abendmenschen äußerst selten Partnerschaften eingehen.

Ticken Frauen und Männer unterschiedlich?

Wir leben in einer Welt der Frühaufsteher, doch Umfragen zeigen, dass bis zu 80 Prozent der Befragten angeben, eher Abendmenschen zu sein. Werden rund drei Viertel der Menschheit gezwungen, früh aufzustehen und sich an unangenehme soziale Zeitgeber zu gewöhnen? Die Folgen könnten Schlafmangel und auch chronische Schlafstörungen sein. In einer Studie am Department für Verhaltensbiologie der Universität Wien unter der Leitung von John Dittami wurde der Frage nachgegangen, ob Frauen und Männer mit ihren inneren Uhren unterschiedlich auf freie Tage und Arbeitstage reagieren.

Über den Zeitraum von einer Woche wurde der Schlaf-Wach-Rhythmus von 13 Studentinnen und neun Studenten dokumentiert. Dabei mussten sie jeden Abend angeben, ob sie am nächsten Tag frei hatten und so lange schlafen konnten, wie sie wollten (keine Termine am Vormittag), oder wegen Verpflichtungen aufstehen mussten. Die Auswertung der Daten zeigte, dass die innere Uhr von männlichen Versuchspersonen unter den beiden Bedingungen Arbeitstag und freier Tag weniger Schwankungen aufwies als die der weiblichen Versuchspersonen. Das heißt, dass die innere Uhr von Frauen generell stärker auf Umgebungsreize reagiert als die von Männern. – Ob das der Grund ist, warum es mehr weibliche Flugbegleiter gibt? Eines steht jedoch jetzt schon fest: Frauen und Männer ticken unterschiedlich.

Kurz- und Langschläfer

Es ist eine häufige Fehlmeinung, dass jeder Mensch gleich viel Schlaf braucht. Biografische Details aus dem Leben berühmter Persönlichkeiten zeigen die Bandbreite der individuellen Unterschiede sehr deutlich: Napoleon in seinen jungen Jahren kam mit weniger als fünf Stunden Schlaf aus, Albert Einstein benötigte mindestens zehn Stunden, um fit und ausgeschlafen zu sein. Ob kurz oder lange geschlafen wird, bestimmt nicht nur die Zeit, die uns zum Schlafen zur Verfügung steht, sondern hängt von der biologischen Grundausstattung ab. Ein Kurzschläfer schläft effektiver, das heißt, er absolviert in kürzerer Zeit das ganze Schlafprogramm, wofür ein Langschläfer etwas mehr Zeit braucht. Die Güte des Schlafs ist dadurch in keiner Weise beeinträchtigt und ein Umtrainieren auf einen anderen Typ hin nicht zielführend. Und eines soll auch nicht vergessen werden: Die Schlafdauer wird entscheidend durch das Lebensalter mitgeprägt. Der Schlaf nimmt im Säuglings- und Kindesalter einen großen Teil des Tages ein (über 16 Stunden), wovon die Hälfte auf den REM-Schlaf fällt (REM = »Rapid Eye Movements«; *englisch* für »rasche Augenbewegungen«; Details siehe Kapitel 5). Mit dem Heranwachsen wird die Schlafzeit kürzer, der Jugendliche ist bestrebt, möglichst wenig zu schlafen und die Nacht mit anderen Aktivitäten zu verbringen. Im Erwachsenenalter liegt die Schlafzeit dann bei sechs bis acht Stunden, mit teils großen individuellen Unterschieden. Ab dem 50. Lebensjahr beginnt der Schlaf sich allmählich zu verändern und zu verkürzen. Das biologische Bedürfnis nach Schlaf ist nicht der einzige Faktor, der die Schlafdauer bestimmt. Im Kapitel 3 wurde bereits dargestellt, wie soziokulturelle Entwicklungen die Schlafzeit beeinflussen. Vor der Einführung der künstlichen Beleuchtung mit Gas oder Elektrizität waren die Schlafzeiten viel mehr vom Tageslicht abhängig – die Nacht und das damit verbundene schlechte Licht förderte den Rückzug ins Bett. Lichtabhängige Effekte sehen wir heute noch in nordischen Ländern, wo die Menschen in den kurzen Sommernächten weniger schlafen und die hellen Nächte für andere Aktivitäten nutzen.

Paarschlaf –
ein Jungbrunnen zur Lebensverlängerung?

Die bereits zitierte Studie von Daniel F. Kripke hatte das alarmierende Ergebnis gebracht, dass Kurz- und Langschläfer eine geringere Lebenserwartung haben als Personen, die zwischen sieben und acht Stunden schlafen. Zwar konnten einige kritische Einwände gegen diese Aussage vorgebracht werden, doch eine andere Studie zeigt eine neue Sichtweise. Lauren Hale aus England veröffentlichte 2005 die Ergebnisse einer Studie, die sich mit den gesundheitlichen Auswirkungen von kurzen und langen Schlafzeiten beschäftigte. Als Kurzschläfer galten Personen mit einer durchschnittlichen Schlafzeit von weniger als sechs Stunden, Langschläfer hingegen mussten täglich mindestens acht bis neun Stunden schlafen. Insgesamt wurden mehr als siebentausend Personen befragt; hier zusammengefasst die Ergebnisse: Ob Kurz- oder Langschläfer, die durchschnittliche Gesamtschlafzeit änderte sich mit dem Familienstand! Verheiratete Personen schliefen wochentags deutlich länger im Vergleich zu Verwitweten, Nichtverheirateten und Geschiedenen. Nichtverheiratete und Geschiedene schliefen auch an Wochenenden weniger, weil sie entweder mehr Zeit für ihre individuellen Freizeitbedürfnisse aufbringen wollten oder aber lästigen Haushaltsarbeiten nachgehen mussten. Unter den verheirateten Paaren waren deutlich weniger Personen in der »Risikogruppe« der Kurz- und Langschläfer zu finden. Wurde damit der Nachweis erbracht, dass eine Partnerschaft, das Miteinanderschlafen ein gesundheitsfördernder Faktor ist oder der Paarschlaf gar ein Jungbrunnen zur Lebensverlängerung? Nicht ganz, denn inwiefern es sich um die direkten Auswirkungen der Ehe auf die Gesundheit oder um ein Phänomen handelt, das Forscher als »*positive Selektion*« bezeichnen, ist ungeklärt. Einige Experten sind der Ansicht, dass sich nur gesündere Personen zu einer Heirat entscheiden und die positiven Effekte sich dadurch verstärken. Doch unklar bleibt, was Ursache und was Wirkung ist. Andererseits könnte es sein, das Partnerschaften, die aus ähnlichen Schlaftypen (z. B.: beide Partner sind Kurzschläfer) bestehen, besonders stabil sind im Gegensatz zu Paaren mit zwei Extremtypen (ausgeprägter Kurzschläfer und ausgeprägter Langschläfer). Leider gibt die zitierte Studie darüber keine Auskunft.

Geschlechtsspezifische Unterschiede

In einer deutschen Umfrage (2002) bezeichneten sich 2,5 Prozent der Frauen als Kurzschläfer (mit weniger als fünf Stunden Schlaf) und 17,6 Prozent gaben an, mehr als acht Stunden zu schlafen, und galten somit als Langschläfer. Bei den befragten Männern waren die Anteilswerte ähnlich: 1,4 Prozent schliefen weniger als fünf Stunden und 11,4 Prozent wochentags länger als acht Stunden. Diese Ergebnisse zeigen eindeutig, dass Kurzschläfer eine Minderheit sind, sowohl unter Frauen als auch bei den Männern. Abgesehen von diesen beiden Extremtypen dürfte die Entscheidung, mehr oder weniger zu schlafen, von anderen Faktoren beeinflusst werden. Zu diesem Schluss kommt Ute Meier nach eingehender Analyse der zitierten Umfragedaten. Kurze Schlafperioden sind häufig die Folge von besonderen Lebensabschnitten wie Adoleszenz, beruflicher Stress oder Familienphasen mit Säuglingen usw. und werden nur zu einem sehr geringen Teil durch habituelle Faktoren bestimmt.

Sind Sie auch ein Wochenend-Langschläfer?

Mehr als 40 Prozent der deutschen und österreichischen Bevölkerung schläft am Wochenende länger, wobei dieser Effekt bei jüngeren Personen naturgemäß stärker ausgeprägt ist. Unterschiede zwischen Frauen und Männern gibt es dabei nicht. Diese Verschiebung der Schlafdauer wird auch Werktag-Wochenend-Rhythmus genannt. Eine aktuelle Untersuchung von Till Roenneberg, die unter der griffigen Bezeichnung »Sozialer Jetlag« veröffentlicht wurde, bestätigt diesen Trend. Er vergleicht die Verschiebung des Schlafrhythmus an Wochenenden mit einer langen Flugreise etwa nach New York. Da die Bevölkerung zu großen Teilen aus Abendmenschen besteht, die zu Bett gehen, »wann es passt«, aber aufstehen, »wenn der Wecker läutet«, baut sich täglich ein Schlafdefizit auf. An den Wochenenden wird »nachgeschlafen«, um so den versäumten Schlaf nachzuholen. Leider ist ein solches Nachholen nicht möglich, und die Folgen dieser Lebensweise sind drastisch: Müdigkeit, Schlappheit, Konzentrations- und Aufmerksamkeitsstörungen, Depressionen und erhöhter Konsum von Aufputschmitteln, alles Beeinträchtigungen, die bei einem Jetlag (= Verschiebung des Schlaf-Wach-Rhythmus aufgrund von Flugreisen in andere Zeitzonen) auftreten. Daher fordern Chronobiologen schon seit Langem einen späteren Arbeits- und Schulbeginn. Es ist schlichtweg paradox, dass unsere Arbeitszeiten nur für eine Minderheit von Morgenmenschen optimal sind, den Bedürfnissen eines Großteils der Bevölkerung aber nicht entsprechen.

Persönlichkeitsmerkmale und Schlafverhalten

Seitdem der russische Autor Iwan A. Gontscharow im Jahre 1859 seinen Roman »Oblomow« veröffentlichte, ist die Weltliteratur um einen Helden reicher. Nicht durch Heldentaten wurde die Hauptfigur des Romans unsterblich, sondern durch seinen Lebensstil. Ilja Iljitsch Oblomow wählte sein Bett zu seinem Lebenszentrum und seine hauptsächliche Beschäftigung war – das Schlafen. Kein Wunder, dass diese Figur auch ein Fall für die Schlafforschung wurde. Alle Versuche, in Ilja Iljitschs Romanleben eine heimtückische Schlafkrankheit zu entdecken, waren bislang wenig überzeugend. So bleibt die Frage offen: Gibt es Persönlichkeitsmerkmale, die das Schlafverhalten positiv oder störend beeinflussen, oder gibt es sogar eine »Schlafmützenpersönlichkeit«? Es ist schon richtig, dass einige Personen als eher träge und verschlafen, andere wiederum als aufgeweckt gelten, aber die Forschung konnte noch keinen »Schlafmützenfaktor« finden. Persönlichkeitsmerkmale wie Introvertiertheit, Gewissenhaftigkeit, Kontaktfreudigkeit, Offenheit haben auf das Schlafverhalten einen nur sehr geringen bis gar keinen Einfluss.

Was aber das Schlafverhalten wesentlich beeinflusst, sind unsere Reaktionen auf Stress, die Art, wie bedrohliche, beängstigende Situationen beurteilt werden, oder welche emotionale Grundstimmung (depressive Verstimmung, Euphorie) vorherrscht. Aus der Stressforschung ist bekannt, dass manche Personen belastende Situationen erst gar nicht wahrhaben wollen und lange so tun, als sei alles in Ordnung, dass andere wiederum sich besonders intensiv mit dem Problem beschäftigen und dann für nichts anderes mehr »den Kopf frei haben«. Solche Verhaltensstrategien können sich verfestigen und zu einem regelrechten Charakterzug, einer Eigenheit der Person werden. Wer gewohnt ist, Stresssituationen zu bewältigen, indem intensiv nachgedacht, gegrübelt und möglichst viel von vornherein schon geplant wird, neigt auch dazu, seine Umgebung stärker zu kontrollieren. Die Psychologie hat dafür einen Namen und bezeichnet diese Personen als »Monitore« (vom *englischen* »monitoring« = überwachen). Monitor-Typen gelten als Informationssucher und leiden nach einer Untersuchung der Frankfurter Psychologin Ursula Voss häufig unter Ein- und Durchschlafstörungen. Der Grund: Einschlafen bedeutet sich entspannen, loslassen, Kontrolle abgeben, sich hingeben. Monitor-Typen können vor allem in Stressphasen nicht abschalten und versuchen durch die Beschaffung von neuen Informationen das Gefühl von Anspannung und Angst abzubauen. Aus der Verhaltensbiologie wissen wir, dass Menschen auf bedrohliche Situationen auf zwei typische Arten reagieren: Aktiv durch Setzen von Handlungen (Aktion) oder passiv durch Nichthandeln und Abwarten (Reaktion). Auf psychologisch-gedanklicher Ebene zeigen sich diese beiden Muster entweder als intensive Informationssuche (entspricht der Aktion auf der Verhaltensebene) oder durch Ablenkungsmanöver (entspricht der Reaktion auf der Verhaltensebene).

Leider sind Menschen »Gewohnheitstiere«, die selbst dann bei ein und demselben Verhaltensmuster bleiben, wenn dieses wenig bis gar keine Aussicht auf Erfolg mehr bringt. Werden Informationssucher im Schlaf etwa durch ein Geräusch geweckt, bleiben sie so lange wach, bis die Ursache des Weckreizes gefunden wurde. Wie lange auch immer die Spurensuche dauert, der Schlaf bleibt für längere Zeit unterbrochen. Und dann, beim Wiedereinschlafen, nimmt allmählich ein vager Zweifel Gestalt an und verstärkt eine leise Ahnung: »War's das auch wirklich?!« Ein typisches Ablenkungsmanöver wäre, sich umzudrehen, den Kopf unter das Kopfkissen zu stecken oder sich zu denken: »… wird schon nichts Ernstes sein«; »… schlaf mal drüber, morgen ist auch noch ein Tag …«. Ablenker-Typen oder »Blunter« (vom *englischen* »to blunt« = Gefühle mildern) wollen von unangenehmen Dingen lieber nichts wissen, verdrängen sie und schlafen daher besser – im Gegensatz zu den Monitor-Typen, die ihren Informationsdurst selbst im Schlaf kaum bändigen können.

Stellte man nun die Frage, ob Frau oder Mann eher der Monitor- oder Ablenker-Typ ist, so würde der Leser bereits die Antwort kennen. Laut einer Untersuchung von Ursula Voss sind Frauen wesentlich häufiger der Monitor-Typ, Männer hingegen sind öfter dem Ablenker-Typ zuzuordnen. Wir werden darauf noch zurückkommen.

Die emotionale Grundstimmung – dazu zählen wir Ängstlichkeit oder eine depressive Verstimmung – beeinflusst ebenfalls den Schlaf und wirkt sich negativ sowohl auf die Qualität des Schlafs als auch auf die Schlafdauer aus. Dabei können ähnliche Verhaltensmuster auftreten wie bei der Stressverarbeitung. Angriff bedeutet hier Verkürzung der Schlafzeit unter dem Motto: »Raus aus dem Bett«, und Flucht hätte dann zur Folge, dass länger geschlafen wird, gemäß dem Motto: »Lasst mich in Ruhe!«. Die emotionalen Auswirkungen auf die Qualität des Schlafs sind nicht weniger komplex; es gibt hier eine Vielzahl von Modellen. Etwa die *sich selbst erfüllende Prophezeiung*, um nur ein Beispiel zu nennen. Die Befürchtung »So wie ich mich fühle, werde ich mit Sicherheit heute wieder nicht schlafen können!« führt mit großer Wahrscheinlichkeit tatsächlich zu einer unruhigen und schlaflosen Nacht. Und selbst wenn einem der Partner bestätigt: »Du hast geschlafen wie ein Bär!«, wird dem kein Glaube geschenkt, weil ja nicht sein kann, was nicht sein darf! Die Beurteilung, ob gut oder schlecht geschlafen wurde, ist – so trivial die Frage auch erscheint – äußerst schwierig zu beantworten und verwirrt nicht nur den Schläfer, sondern meist auch den Experten.

Was bedeutet »gut geschlafen«?

»Ich habe kein Auge zugetan!«, »Habe die ganze Nacht wach gelegen!« Mit diesen Aussagen sind Schlafmediziner sehr vertraut, und häufig wird der Patient eines Besseren belehrt, wenn einwandfreie objektive Kriterien wie z. B. die Aufzeichnungen der hirnelektrischen Aktivität während des Schlafs vorliegen und das genaue Gegenteil beweisen. Wer hat recht? Nicht immer der objektive Befund, müssen die Experten leider zugeben. Denn wir wissen eigentlich nicht, was genau unter »gut geschlafen« zu verstehen ist. Sehr theoretisch gesprochen, finden Aussagen über den Schlaf immer nur als gedankliche Reflexionen im Wachen über die verschlafene Zeit statt. Erinnerungen an die Schlafzeit hängen von vielen Faktoren ab, z. B. von den Wachzeiten, davon, wie schnell jemand eingeschlafen ist, oder ob geträumt wurde.

Was bedeutet nun »guter Schlaf« für den Durchschnittsbürger? Die Ergebnisse einer Umfrage aus Österreich (Josef Zeitlhofer, 2007) zeichnen ein sehr buntes Bild: Am häufigsten wurde »Nicht-aufwachen-Müssen« (22 Prozent) genannt, danach »Entspannung/Erholung und Energie tanken« (21 Prozent) sowie ein »ungestörter Schlaf« bzw. »erfrischt und fit aufwachen«. Deutlich weniger häufig wurden genannt: »Stille im Schlafzimmer«, »tiefer Schlaf«, »genug Schlaf«, »schöne Träume«, »gutes Bett«, »rasches Einschlafen«, »langes Schlafen« sowie »allgemeines Wohlbefinden«.

Frauen und Männer unterschieden sich kaum in den Antworten, lediglich »Entspannung/Erholung« und »ausgeruht sein« wurde von Frauen häufiger genannt.

Die zahlreichen Antworten zeigen sehr deutlich, dass guter Schlaf vieles bedeuten kann, und offensichtlich hat jeder seinen individuellen Schlafqualitätsmaßstab. Trotzdem haben sich die Schlafforscher der Mühe unterzogen, aus der Vielzahl von Antworten die zwei wichtigsten Faktoren herauszufiltern. Gut geschlafen zu haben bedeutet:

1. keine Störungen während des Schlafs, und

2. das Gefühl, nach dem Aufwachen erholt zu sein.

Ungeachtet der komplizierten methodischen Probleme bei der Erfassung der Schlafqualität sind 90 Prozent der Österreicher mit ihrem Schlaf ganz oder großteils zufrieden, in Deutschland sind es 84 Prozent. Mehr als ein Drittel der Befragten ist auch der Meinung, dass ihnen eine halbe bis eine Stunde mehr Schlaf guttue und es ihnen dann besser gehe; hier überwiegen leicht die Frauen sowie jüngere Personen. Weniger zufrieden mit ihrem Schlaf sind Hausfrauen, Pensionäre und verwitwete Personen. Warum Hausfrauen? Auf diese Frage werden wir nochmals in dem Absatz über Schlafstörungen zurückkommen; vorerst ein paar Anmerkungen zu den Pensionären und deren Schlaf.

Wie beeinflusst das Alter den Schlaf?

Alterseffekte auf den Schlaf sind von der Schlafforschung eingehend studiert worden, und es liegt eine Reihe informativer Berichte darüber vor. Wir wollen uns deshalb nur auf einige wenige Aspekte beschränken, insbesondere solche, die für den Schlaf zu zweit von Bedeutung sind. Maurice Ohayon hat ausführlich die Veränderungen des Schlafs im Alter studiert; im Folgenden ein paar seiner Ergebnisse:

Schlaf und Alter: Geschlechtsspezifische Veränderungen

In einer europaweit durchgeführten Schlafstudie (SIESTA-Projekt: Klösch 2001) in den Jahren 1997 bis 2000 wurden aus fünf Ländern und acht verschiedenen Schlaflaboren Schlafdaten von freiwilligen Versuchspersonen gesammelt. Entstanden ist eine weltweit einzigartige Datenbank mit mehr als 370 Schlaf-EEG-Aufzeichnungen von 189 gesunden Probanden (90 Männer und 99 Frauen) im Alter zwischen 20 und 95 Jahren – eine ideale Datenbank, um Altersveränderungen beim Schlaf zu studieren. Die Abbildungen 2 und 3 illustrieren die Ergebnisse der Auswertungen von Peter Anderer.

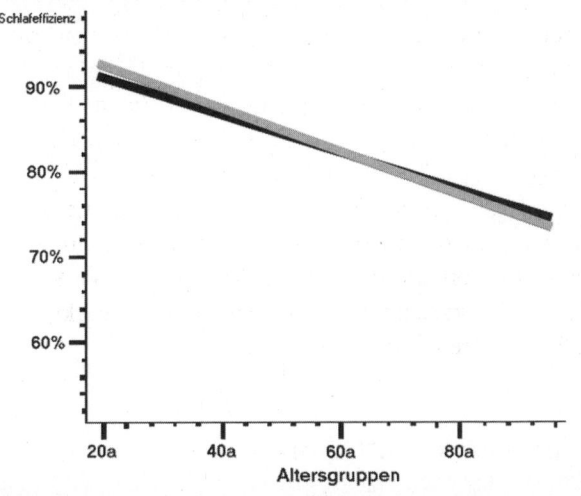

Abbildung 2: Fast alle Kennwerte des Schlafs zeigen im Alter wesentliche Veränderungen. Zunächst die Schlafausbeute oder Schlafeffizienz. Sowohl für Männer (schwarze Linie) als auch für Frauen (graue Linie) nehmen die Werte mit zunehmendem Alter deutlich ab. Bei 20-Jährigen liegt der Wert noch bei über 90 Prozent, bei über 80-Jährigen erreicht er knapp 78 Prozent. Der Grund sind häufigere und längere Wachperioden.

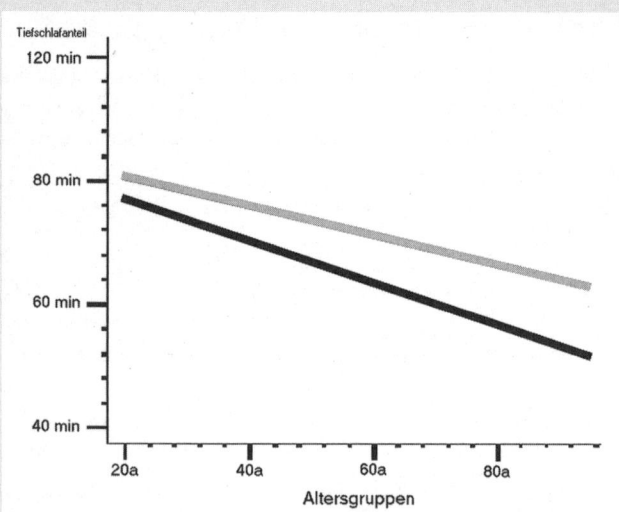

Tiefschlafanteil

120 min

80 min

60 min

40 min

20a   40a   60a   80a

Altersgruppen

Abbildung 3: Ein weiteres Charakteristikum ist die Abnahme des Tiefschlafs, der bei Männern (schwarze Linie) wesentlich deutlicher ausfällt als bei den Frauen (graue Linie). Der REM-Schlaf verringert sich ebenfalls. Die Leichtschlafstadien nehmen zu und der Schlaf ist störbarer. Weitere Veränderungen sind die Zunahme von Ereignissen mit kurzfristigen Atemaussetzern (auch Apnoen genannt) und Phasen mit periodisch wiederkehrenden Beinbewegungen.

Die Gesamtschlafzeit nimmt pro Lebensdekade um 10 Minuten ab, was bedeutet, dass mit 80 ein heute 20-Jähriger mindestens eine Stunde weniger schlafen wird. Die Schlafeffizienz (= Anteil von Schlaf während der Zeit im Bett) beginnt ab dem 40. Lebensjahr um etwa 3 Prozent pro Dekade abzunehmen. Der Tiefschlafanteil beginnt ebenfalls zu sinken: um etwa 2 Prozent pro Lebensdekade, wobei allerdings der Abfall bei Männern wesentlich stärker ist als bei Frauen (siehe Kasten). Alle diese Veränderungen sind völlig normal.

Der typische Schlaf eines älteren Menschen beginnt bereits am frühen Abend mit dem ersten kurzen Einnicken vor dem Fernseher. Meist wird dann früher zu Bett gegangen und mit etwas Verzögerung dann auch eingeschlafen. Es folgt ein leicht weckbarer, wenig tiefer Nachtschlaf, unterbrochen von häufigen kurzen Wachphasen. Schlafmediziner sprechen vom »fragmentierten« Nachtschlaf, der bewirkt, dass Schlafeffizienz und Schlafmenge verringert sind. Die Nachtschlafzeiten bei älteren Menschen werden zwar kürzer, dafür verteilen sich viele kleine Nickerchen über den ganzen Tag. Der Grund dafür liegt in einer Vielzahl von physiologischen Veränderungen, unter anderem die geringere Ausschüttung von Hormonen (Wachstumshormon, Melatonin usw.), die auch den Schlafrhythmus beeinflussen.

Ein weiteres Merkmal des Alterungsprozesses ist der schwächer werdende Einfluss der inneren Uhr. Die sichtbaren Zeichen sind ein unregelmäßiger Schlaf-Wach-Rhythmus durch eine leichte Verschiebung der Schlafzeiten nach vorne. Aus Abendmenschen werden jetzt Morgenmenschen, und ältere Menschen sind häufig der Meinung, dass diese Veränderungen die ersten Anzeichen einer Schlafstörung sind. Um den zu kurzen Nachtschlaf auszugleichen, wird tagsüber öfter und länger geschlafen. Dadurch gerät der Nachtschlaf immer mehr durcheinander, denn nach mehreren Tagesschläfchen ist niemand mehr abends so richtig müde. Von großer Wichtigkeit für den älteren Menschen ist deswegen eine klare Strukturierung des Tagesablaufes. Der Partner oder ein Haustier können dabei eine wesentliche Rolle spielen und den Prozentsatz derjenigen, die sich über nicht erholsamen Schlaf beklagen, deutlich verringern. Zurzeit sind 40 Prozent der 60-Jährigen und über die Hälfte der 80-Jährigen mit ihrem Nachtschlaf unzufrieden.

Wenn der Schlaf gestört ist:
Schlafstörungen und deren Häufigkeiten

Gelegentlich einmal schlecht oder wenig zu schlafen, wer
kennt das nicht? Trotzdem darf daraus nicht der Trugschluss
entstehen, man wisse, was Schlaflosigkeit ist. Dazwischen liegen Welten, und die Auswirkungen von chronischem Schlafmangel sind dementsprechend schwerwiegend. Beeinträchtigt sind nicht nur die Leistungsfähigkeit, die Konzentration
und das Befinden, sondern auch das Immunsystem wird
geschwächt und Herz-Kreislauf-Probleme können sich einstellen. Über die Häufigkeit von Schlafstörungen liefern Studien sehr unterschiedliche Ergebnisse. Das Problem dabei: Es
gibt zu viele verschiedene Schlafstörungen. Nach dem zurzeit
gebräuchlichen Standardwerk zur Klassifikation von Schlafstörungen (ICSD-II: International Classification of Sleep
Disorders, Ausgabe 2006) werden mehr als hundert verschiedene Schlafstörungen unterschieden. Die Klage über »nicht
erholsamen Schlaf« ist zwar noch nicht der Beweis für eine
»richtige« Schlafstörung, wird aber in Europa oft gehört. Etwa
11 Prozent aller Europäer leiden darunter, mit unterschiedlicher regionaler Ausprägung und eindeutigem Nord-Süd-
Gefälle. Die höchsten Prozentsätze wurden in England gefunden (16,1 Prozent), gefolgt von Deutschland (15,5 Prozent),
am wenigsten beklagten sich Spanier und Portugiesen (2,4 Prozent). Nicht erholsamer Schlaf bedeutet für die Betroffenen in
erster Linie: Probleme beim Einschlafen, kombiniert mit häufigem Aufwachen und viel zu kurzer Schlafzeit. Die häufigsten
Ursachen dafür sind: »nicht abschalten können« (Frauen
55 Prozent, Männer 34 Prozent), »Beschäftigung mit Tages-
ereignissen«, »persönliche Probleme«, »einschneidende Lebensereignisse« sowie die Versorgung von Kindern und Kranken. Auch leiden Frauen deutlich häufiger unter körperlichen

Beschwerden (Verspannungen, Rückenschmerzen), die zu Schlafproblemen führen. Besonders bei Personen mit kürzeren Schlafzeiten kann dies fatale Folgen haben, ein Problem, das in erster Linie Männer um die 40 betrifft.

Chronische Schlaflosigkeit – ein Frauenleiden?

Ein- und Durchschlafstörungen sind in allen Altersgruppen bei Frauen am häufigsten. Die Anteile schwanken je nach Altersgruppe zwischen 23 Prozent bei den 40-jährigen und bis zu 50 Prozent bei den über 80-jährigen Frauen. Die Zahlen für Männer in den vergleichbaren Altersgruppen liegen nur zwischen 15 und 20 Prozent. Daraus ergibt sich eine für Frauen 1,5- bis 1,7- mal höhere Erkrankungswahrscheinlichkeit. Ein- und Durchschlafstörungen, die mehrere Wochen andauern und zu einem Schlafdefizit von ca. einer Stunde pro Nacht führen, werden als leichte bis mäßig schwere Insomnie (= Schlaflosigkeit) bezeichnet. Schwere Insomnien können zu einem täglichen Schlafdefizit von drei Stunden und mehr führen. Statistisch gesehen sind von einer Insomnie häufiger allein stehende als verheiratete Frauen betroffen und, aufgeteilt nach der Beschäftigung, Hausfrauen häufiger als erwerbstätige Frauen. Es scheint, als wirke sich die Berufstätigkeit von Frauen positiv auf deren Schlafverhalten aus. Die Doppelbelastung von Frauen durch Familie und Beruf dürfte sich demnach nicht in Schlafproblemen niederschlagen.

Schlafprobleme bei Frauen – zwei Erklärungsansätze

»Nicht abschalten können!«, »Trotz Müdigkeit nicht entspannen und schlafen können!« oder »Kaum drehe ich das Licht aus, bin ich putzmunter!« sind typische Klagen von Frauen mit chronischen Schlafproblemen. Unter der Voraussetzung, dass keine andere organische oder psychische Erkrankung als Ursache für gestörten Schlaf in Frage kommt, bieten sich zwei Erklärungsansätze an:

1. Aufgrund der sozialen Rollenaufteilung fällt Frauen noch immer die Hauptlast in der Versorgung und Pflege von Familienangehörigen zu. Die Nacht wird zur zweiten Arbeitsschicht und das Schlafzimmer zum Arbeitsplatz, so Jenny Hislop in einer Untersuchung über die Schlafprobleme englischer Frauen. Die Versorgung von Kleinkindern, Pflege von Älteren und Kranken oder die Sorge um den Teenager, der vom abendlichen Ausgang noch nicht zu Hause ist, verlangt eine ständige Aufmerksamkeits- und Koordinationsleistung. Gleichsam wie bei einen Fluglotsen müssen die Bewegungen und Aufenthaltsorte der einzelnen Familienmitglieder koordiniert und ausbalanciert werden, um Kollisionen und Konflikte zu vermeiden. An ein Abschalten und Entspannen ist dabei nicht zu denken, vor allem dann nicht, wenn es keine klare Trennung zwischen Arbeitswelt, Freizeit und Schlafzeit gibt. Diese Situation ist typisch für Hausfrauen: Wer schläft schon ruhig und entspannt an seinem Arbeitsplatz? Berufstätigen Frauen gelingt es anscheinend besser, die notwendige Trennung zwischen Arbeits- und Schlafplatz – zumindest gedanklich – vorzunehmen, und sie leiden deshalb weniger unter Schlafproblemen.

2. Frauen haben ein stärkeres Bedürfnis nach Kontrolle. Die Gründe dafür könnten auch eine evolutionsbiologische Wurzel haben, bedingt durch die Sorge und die Verantwortung für die Gesundheit und Sicherheit des Nachwuchses. Frauen neigen dazu, ihre Schlafumgebung zu kontrollieren, und können deshalb schlecht einschlafen, wachen häufiger in der Nacht auf. Dieses Verhalten ist charakteristisch für Monitor-Typen (siehe vorherige Abschnitte), und diese Eigenschaft wird selbst dann nicht abgelegt, wenn sich die Rahmenbedingun-

gen geändert haben (z. B.: Die Kinder sind bereits erwachsen geworden).

Was tun gegen Schlafstörungen?

Zu den beliebtesten Einschlafhilfen gehören alkoholische Getränke, pflanzliche Schlafmittel und natürlich Medikamente. Vor allem Männer trinken vor dem Zubettgehen fast doppelt so häufig wie Frauen ein Glas Wein oder Bier. Frauen hingegen greifen lieber zur Pillenschachtel und konsumieren im Vergleich zu Männern die zweifache Menge an Schlaftabletten. Eine andere probate Einschlafhilfe für Frauen ist das Fernsehen: 15 Prozent schlafen nach eigenen Angaben am besten vor dem Fernseher ein.

Diese Beispiele lassen schon erahnen, dass nur wenige Personen mit Schlafstörungen professionelle Hilfe in Anspruch nehmen. In Österreich konsultieren nur ein Fünftel der Schlafgestörten einen Arzt. Häufiger sind es verheiratete Paare, die professionelle Hilfe suchen, Singles entpuppen sich immer wieder als ausgesprochene Gesundheitsmuffel. Doch der allgemeine Trend ist nun einmal, bei Schlafstörungen vorerst gar nichts zu tun. Und wenn, dann lieber zuerst zum Allgemeinmediziner, sich Pillen verschreiben lassen oder Freunde und Bekannte um Rat fragen. Schlafmediziner oder Schlafdiagnosezentren werden erst allmählich als fachkompetente Einrichtungen von Patienten bei der Behandlung von Schlafstörungen in Anspruch genommen. Frauen, und das zeigt sich nicht nur bei Schlafstörungen, sind wesentlich gesundheitsbewusster als Männer und gehen früher und häufiger zum Arzt. Eine Frau vom Monitor-Typ will über ihren Gesundheitszustand möglichst genau und detailliert Bescheid wissen; ein Vorteil, wie die Statistiken beweisen, vor allem bei der Krebsvorsorge.

Chronotyp, Schlafgewohnheiten, Alter und Schlafstörungen – Auswirkungen auf den Paarschlaf

Die Schlafgewohnheiten von Frauen unterscheiden sich doch in mancherlei Hinsicht von denen der Männer. Frauen gehen etwas früher zu Bett, schlafen, trotz tendenzieller Lerchennatur, gern etwas länger und neigen mehr zu Ein- und Durchschlafstörungen. Das »starke Geschlecht« kennt derlei Schlafprobleme kaum und braucht auch etwas weniger Schlaf. Doch den dafür regelmäßig! Selbst an Wochenenden und freien Tagen werden die Zubettgeh- und Aufstehzeiten von Männern starrer eingehalten. Frauen sind diesbezüglich flexibler und haben in der Regel kein Problem damit, auch mal länger zu schlafen, wenn die Umstände dies erlauben. Der praktische Vorteil: Männer wachen selbst an freien Tagen zu ihren gewohnten Zeiten auf und hätten somit die Chance, ihre Partnerin mit einem Frühstück und frischem Gebäck zu überraschen. Mit einer Einschränkung: Männer unter 30 Jahren neigen dazu, länger und – was ihre Zubettgehzeiten anbelangt – unregelmäßiger zu schlafen. An Wochenenden sind sie eher unter den Langschläfern anzutreffen, das ergab eine Umfrage unter unseren Paarschlaf-Studienteilnehmern.

Der Chronotyp erklärt zwar einige der Unterschiede zwischen dem Schlafverhalten von Frauen und Männern, jedoch nicht alles. Eine Gleichsetzung in der Weise: Schlaf von Frauen ist gleich Morgentyp, der von Männern ist gleich Abendtyp, ist zu einfach. Unterschiedliche Strategien im Umgang mit Stress und in der Bewertung von Neuem und Ungewohntem spielen eine wichtige Rolle. Aufgrund biologischer und soziologischer Bedingungen tendieren Frauen dazu, der Monitor-Typ zu sein, zeigen ein größeres Bedürfnis nach Kontrolle der Umgebung und sind regelrecht hungrig nach neuen Reizen.

Die Auswirkungen auf den Schlaf können mitunter fatal sein: Nicht einschlafen können und bei jedem kleinsten Geräusch aufwachen sind die negativen Folgen einer Monitor-Natur. Männer hingegen entsprechen mehr dem Ablenker-Typ und sind dadurch in ihrem Schlafverhalten weniger beeinträchtigt.

Damit haben wir ein Modell kennengelernt, das uns hilft, die überraschenden Ergebnisse aus unserer Paarschlafstudie zu erklären. Durch die Anwesenheit eines Bettpartners schlafen Frauen unruhiger, weil sie gemäß dem Verhalten von Monitor-Typen sensitiver auf Umgebungsgeräusche und Bewegungen reagieren. Ob und wie sich Frauen an den Partner gewöhnen können, werden wir noch genauer unter die Lupe nehmen.

Epidemiologische Studien zeigen einen positiven Zusammenhang zwischen Verheiratetsein und allgemeinem Gesundheitszustand. Die Gründe dafür sind noch weitgehend unbekannt, das Phänomen der »positiven Selektion« könnte hier eine Rolle spielen. Oder aber, Paare sind eher bereit, einen Arzt aufzusuchen, weil es mehr Druck vom Partner gibt. Sei es aus Fürsorge und Angst, den Partner durch eine lebensbedrohende Krankheit zu verlieren, sei es, sein Verhalten (z. B. Schnarchen) beeinträchtigt zu sehr die Lebensqualität des anderen Partners.

Wir sehen, es gibt doch eine Reihe von positiven Gründen, die dem Schlafen zu zweit Vorteile gegenüber dem Alleineschlafen verschaffen. Deshalb fällt an dieser Stelle die Bilanz für den Paarschlaf nicht ganz so negativ aus wie im vorherigen Kapitel. Das nächste beschäftigt sich hauptsächlich mit der Biologie des Schlafs. Im Vordergrund stehen die Unterschiede zwischen der Schlafphysiologie von Frauen und Männern und die Frage: Ist der Schlaf von Frauen und Männern doch unterschiedlich?

Kapitel 5

Falls Sie eine Forschernatur sind oder wie Nastja in Alexandra Marininas Roman »Der gestohlene Traum« unter Schlafstörungen leiden, wäre es leicht möglich, dass Sie auf die Idee kommen, Ihren Partner einmal beim Schlafen zu beobachten. Versehen mit Schreibzeug, Schreibunterlage und mit dem Wecker im Blickwinkel, könnten Sie zum Beispiel Beobachtungen notieren, die Folgendes beinhalten: »23.50 Uhr: Gleichmäßiger Atem«, »0.45 Uhr: Körper in rechter Seitenlage«, »1.35 Uhr: Plötzliches Zucken des linken Fußes«, »4.40 Uhr: Augen bewegen sich rasch, trotz geschlossener Lider«. Und mit Sicherheit wären Sie am nächsten Morgen sehr überrascht über die lange Liste Ihrer Beobachtungen. Das soll Schlaf sein? Entweder hat mein Partner einen besonders unruhigen Schlaf oder irgendwas stimmt nicht mit der Behauptung, dass der Schlaf ein passiver – und nach Auffassungen der griechischen Mythologie – ein todesähnlicher Zustand sei!

Wir wollen Ihnen das spannende Erlebnis, andere beim Schlafen zu beobachten, zwar nicht vorenthalten, doch glauben wir, dass Sie die nächtlichen Stunden besser schlafend verbringen sollten – ein nicht minderes Vergnügen, das seinesgleichen sucht. Nicht, dass wir Ihren Beobachtungen misstrauen, aber die moderne Schlafforschung besitzt ein breites Spektrum von hoch entwickelten elektronischen Geräten und Sensoren, die wesentlich mehr »sehen« und messen, als das menschliche Auge wahrnehmen kann. Zu welchen Ergebnissen und Erkenntnissen die experimentelle Schlafforschung führte, wollen wir in diesem Kapitel kurz darstellen. Dabei beschränken wir uns auf einige wenige, aber, wie wir meinen, für das Schlafen zu zweit wichtige Punkte. Für interessierte Leser kann auf eine Reihe von Büchern hingewiesen werden, die auch für Nicht-Schlafexperten sehr gut lesbar sind; genauere Angaben finden sich dazu im Anhang. Begeben wir uns also auf eine kurze Reise durch die Nacht.

Das Einschlafen – Thermoregulation und Melatonin

Es ist kurz nach 22.30 Uhr, und als typischer Mitteleuropäer ist das der Punkt, an dem es allmählich Zeit wird, ans Schlafen zu denken. Und obwohl sich noch nicht die typische »Bettschwere« eingestellt hat, ein Zustand, bei dem es einen so richtig ins Bett zieht, weckt doch ein leichtes Kältegefühl am ganzen Körper die Sehnsucht nach dem warmen Federkissen. Und das, obwohl Hände und Füße sich warm anfühlen. Wir sind zwar der Meinung, dann schlafen zu gehen, wenn wir müde sind, doch der Körper stellt sich bereits Stunden vorher auf den Zeitpunkt des Zubettgehens ein. Einer dieser schlafvorbereitenden Prozesse ist das allmähliche Absinken der Körperkerntemperatur. Wie schon der Name andeutet, ist damit nicht die Temperatur an der Hautoberfläche gemeint, sondern tatsächlich die Temperatur im Körperinneren. Eine wichtige Unterscheidung, wie Jürgen Aschoff schon 1956 herausgefunden hatte. Die Körperkerntemperatur (= Kern) wird durch die Umgebungstemperatur kaum beeinflusst, ist daher sehr stabil und beträgt im Durchschnitt 37 °C. Die Oberflächentemperatur der Haut, auch Schalentemperatur (= Schale) genannt, ist hingegen stark von der Umgebungstemperatur abhängig. Je nach Körperregion (Hände, Füße, Oberkörper) liegt sie zwischen 28 °C und 33 °C. Zwischen Kern und Schale besteht ein ständiger Austausch, weil der Organismus bestrebt ist, ein Temperaturgleichgewicht zwischen Innen und Außen herzustellen. Hierbei spielt die Blutzirkulation eine wesentliche Rolle, da über das Blut die Körperwärme transportiert wird. Gesteuert durch innere Uhren im Gehirn (im Bereich des *Nucleus suprachiasmaticus*) beginnt am frühen Abend die Körperkerntemperatur allmählich zu sinken. Dieser Vorgang ist vollständig unabhängig davon, ob es Winter oder Sommer ist oder ob Sie sich müde fühlen. Bei Frauen kann dieser Prozess bis zu vier Stunden früher einsetzen als bei Männern. Ein Absinken der Körperkerntemperatur wird dadurch erreicht, dass mit dem Blut Körperwärme nach außen transportiert wird. Hände und Füße spielen dabei eine wichtige Rolle, weil sie ein Netzwerk aus Gefäßen besitzen, die sich ausdehnen und zusammenziehen können. Die Fachausdrücke dafür sind Vasodilatation (= Ausdehnen der Blutgefäße) und Vasokonstriktion (= Zusammenziehen der Blutgefäße). Warme Hände und Füße sind ein untrügerisches Zeichen dafür, dass der Organismus sich langsam auf Schlaf einstellt. Ohne weitere schlafvorbereitende Maßnahmen kann das zu unangenehmen Begleiterscheinungen wie kalten Händen und Füßen führen. Die Konsequenzen: Der Wärmeaustausch zwischen Kern und Schale wird unterbrochen und ein erfolgreiches Einschlafen ist dadurch verhindert. Vor dem Einschlafen bekommen Frauen wesentlich häufiger kalte Hände und Füße. Dabei könnten hormonelle Gründe eine Rolle spielen. Männer hingegen halten ihre Körpertemperatur länger konstant. Die praktische Konsequenz daraus: Männer eignen sich sehr gut als »Wärmekissen«, und das Ankuscheln an einen warmen Bettpartner begünstigt auf jeden Fall das Einschlafen. Nach Kurt Kräuchi, einem schweizerischen Experten in Sachen Thermoregulation und Schlaf, eignet sich als Einschlafhilfe alles, was das Kapillarsystem öffnet: Wärmflaschen, ein warmes Bad, Schlafsocken, diverse Schlaftees. Auch Einschlafrituale können dabei hilfreich sein, weil sie als »positive Verstärker« wirken und dem Körper helfen, sich auf »Jetzt ist Schlafenszeit!« einzustellen. Damit sollte aber schon ein bis zwei Stunden vor dem Zubettgehen begonnen werden. Neben thermoregulativen Prozessen spielt beim Einschlafen das *Melatonin*, ein Hormon der Zirbeldrüse, ebenfalls eine entscheidende Rolle. Die Melatoninausschüttung beginnt noch im Wachen, der Gipfel wird jedoch während des Schlafs erreicht. Melatonin wirkt schlaffördernd und wird nur während der Dunkelphase vermehrt produziert. Öffnen wir die Augen und werden starke Lichtimpulse über den Sehnerv weitergeleitet, so wird sofort die Melatoninproduktion in der Zirbeldrüse gestoppt. Melatonin hat allerdings eine unangenehme Begleiterscheinung: Es wirkt sich negativ auf unser Befinden aus. An und für sich kein Problem, wenn wir während der Nacht schlafen. Doch wer nächtens wach liegt, spürt die Wirkungen: Grübeln, Probleme wälzen und »sorgenvoll bereits in den nächsten Tag blicken«. Der deutsche Chronobiologe Jürgen Zulley bezeichnet deswegen Melatonin auch als »Grübelhormon«. Einige Forscher sind der Meinung, dass die abendliche Melatoninfreisetzung auch das Absinken der Körperkerntemperatur mit beeinflusst, oder doch eher umgekehrt? Egal, beide Prozesse – Thermoregulation und Melatoninausschüttung – sind notwendig, um das »Schlaftor« zu öffnen.

Schlafstadien – Bausteine des Schlafs

Schlaf ist kein monolithischer Block, der mit dem Einschlafen beginnt und mit dem Augenöffnen am Morgen endet. Die Schlafforschung unterscheidet verschiedene Schlafzustände, die mithilfe von Schlaf-EEG-Ableitungen (siehe Kasten) gemessen und klassifiziert werden können; *Leichtschlaf* zum Beispiel – und dazu zählen die Schlafstadien 1 (oder N1 = *englische* Abkürzung für »Non Rapid Eye Movement Sleep«; »Schlafstadium ohne rasche Augenbewegungen«) und 2 (N2) mit verlangsamter Gehirnaktivität –, aus dem wir sehr leicht geweckt werden können. Fast die Hälfte der Geweckten ist dann der Meinung, überhaupt nicht geschlafen zu haben. Also Vorsicht, erzählen Sie Ihrem Bettpartner nichts Wichtiges, wenn er sich in dieser Phase befindet: Er wird zwar noch mit »Hmm«, »Ja!«, »Soso« antworten, aber werten Sie das nicht als konstruktiven Kommunikationsbeitrag. Denken Sie an die Physiologie des Schlafs, und da zählt selbst der Leichtschlaf schon als »richtiger Schlaf«.

Die Registrierung von Biosignalen in einem Schlaflabor

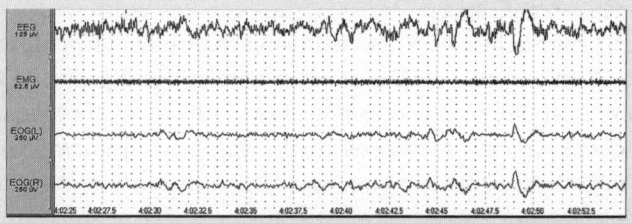

Abbildung 4: Mithilfe von Elektroden (= kleine Metallplättchen aus Gold oder Silber), die mit einer Klebepaste an der Haut befestigt werden, wird die bioelektrische Aktivität von Nervenzellen oder Muskeln abgeleitet, elektronisch verstärkt, gespeichert und grafisch dargestellt. Bei Schlafuntersuchun-

gen sind drei Typen von Biosignalen von besonderer Bedeutung:

- Das *ElektroEnzephaloGramm* (abgekürzt EEG) ist die Ableitung der hirnelektrischen Aktivität von der Kopfhaut.
- Das *ElektroMyoGramm* (abgekürzt EMG) ist die Registrierung der Muskelspannung, die meist am Kinn erfolgt.
- Das *ElektroOkuloGramm* (abgekürzt EOG) ist die Aufzeichnung der Augenbewegungen mittels Elektroden, die am Rande der Augen (horizontal leicht gegeneinander versetzt) angebracht werden, um vertikale und horizontale Augenbewegungen zu registrieren (EOG-L, EOG-R).

Die gleichzeitige Aufzeichnung der (mindestens) drei Biosignale wird auch als PolySomnoGrafie bezeichnet, was so viel wie »Vielkanal-Schlafaufzeichnung« (abgekürzt PSG) bedeutet.

In modernen Schlaflaboren werden neben diesen »klassischen« Ableitungen eine Reihe anderer Biosignale wie Atmungsbewegungen, Puls, Herzschlag, Beinbewegungen, Schnarchgeräusche, Körpertemperatur oder der Sauerstoffgehalt des Blutes mit registriert. Videoaufzeichnungen vom schlafenden Patienten helfen bei der Diagnose von Schlafstörungen und ergänzen die Untersuchung.

In weiterer Folge verlangsamt sich die Gehirnaktivität, und der Schläfer erreicht die Tiefschlafstadien 3 und 4. Wecken aus dem *Tiefschlaf* erfordert wesentlich mehr Weckaufwand, und meistens ist der Gewecke danach verwirrt und nicht sofort ansprechbar. Diesen Zustand nennt die Schlafforschung »*Schlaftrunkenheit*«. Dies ist ein Übergangsstadium zwischen »nicht mehr schlafend« und »noch nicht wach«. Nicht ganz ungefährlich, wenn dieser Zustand länger als ein paar Minuten dauert. Personen können in dieser Zeit durchaus vernünftige Dinge tun, wie Licht einschalten, Türen öffnen. Das darf aber nicht darüber hinwegtäuschen, dass komplexe Handlungen, wie das Erkennen von Gefahren, nicht möglich sind. Im Tiefschlaf ist der Organismus nicht darauf vorbereitet, aufgeweckt zu werden. Die Schlafforscher unterschieden bis vor kurzem noch zwei Tiefschlafstadien (Stadium 3 und 4). Neuerdings wird jedoch nur mehr von einem Stadium N3 gesprochen. Schließlich tritt noch der *REM-Schlaf* (abgekürzt: R) auf. Schläfer, die aus diesem Schlafstadium geweckt werden, berichten häufig über Träume. Deshalb wird dieses Schlafstadium auch als *Traumschlafstadium* bezeichnet, was nicht ganz richtig ist. Denn geträumt wird auch in den anderen Schlafstadien, wenn auch nicht so häufig. Was jedoch im REM-Schlaf sehr bemerkenswert ist, sind zwei Phänomene: Zunächst die rollenden Augenbewegungen, die manchmal rascher und dann wieder langsamer hinter den geschlossenen Lidern Schlafender zu beobachten sind. Daher kommt auch die Bezeichnung »REM-Schlaf« (*englisch*: »Rapid Eye Movements«; »Schlaf mit raschen Augenbewegungen«). Als zweites Merkmal des REM-Schlafs gilt das völlige Fehlen der Muskelspannung. Bis auf wenige Ausnahmen sind alle Körpermuskeln »gelähmt«; Körperbewegungen sind daher fast nicht möglich, abgesehen von einzelnen kurzen Muskelzuckungen.

Nun, die Ausnahmen wollen wir Ihnen nicht vorenthalten: Männer haben häufig am Ende des REM-Schlafs Erektionen, und bei Frauen kommt es zu einer verstärkten Durchblutung der Klitoris. Warum das so ist, wissen wir nicht. Eines hat jedoch die Forschung herausgefunden: Es hat nichts mit erotischen Trauminhalten zu tun!

Dass unsere Muskeln im REM-Schlaf gelähmt sind, ist auch ganz vernünftig angesichts der vielen Träume, die während dieses Schlafabschnittes auftauchen. Denn was würde passieren, wenn wir unsere Träume in der Realität ausleben könnten? Tatsächlich kann die Muskelblockade aufgehoben sein, durch neurophysiologische Prozesse, die noch nicht vollständig geklärt sind. Schlafmediziner sprechen von einer *REM-Schlaf-Verhaltensstörung,* bei der es zu einem teilweise sehr aggressiven und gewalttätigen Ausleben von Trauminhalten kommen kann. Die Folgen, vor allem für den Bettpartner, können durchaus gefährlich sein (darüber mehr im Kapitel 7). Ähnlich wie beim Tiefschlaf kann es auch im REM-Schlaf zu einem unvollständigen Aufwachen kommen. Diesmal jedoch mit anderen Merkmalen: Der Schläfer ist zwar wach, kann sich aber nicht bewegen, da die Muskelblockade aus dem REM-Schlaf noch nicht aufgehoben ist. Dieser Zustand wird als *Schlafparalyse* bezeichnet und löst sich nach kurzer Zeit wieder von selbst auf, ist jedoch für den Betroffenen meist sehr beängstigend. Lösen kann sich die Muskelblockade auch durch Berührungen des Partners.

Die einzelnen Schlafstadien folgen nicht ungeordnet aufeinander, sondern in einer für den menschlichen Schlaf charakteristischen Weise. Die Schlafstadien sind dabei die Bausteine, die Abfolge von NonREM und REM bilden die *Architektur des Schlafs*. Grafisch dargestellt wird dieser Ablauf als *Hypnogramm* (siehe Kasten).

Das Hypnogramm

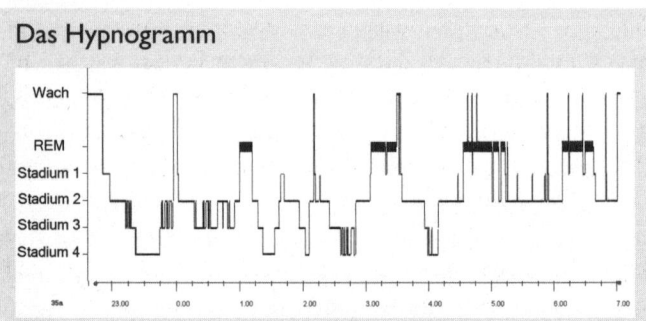

Abbildung 5: Die Abbildung zeigt das Schlafprofil (auch Hypnogramm genannt) und die Verteilung der Schlafstadien einer 35-jährigen weiblichen Versuchsperson. Nach einer kurzen Wachphase schläft die Versuchsperson rasch ein (Schlafstadium 1) und erreicht etwa 10 Minuten später das Stadium 2. Auf die bei-

den Leichtschlafstadien folgt 15 Minuten später der Tiefschlaf (Stadium 3 und 4). Im ersten Drittel der Nacht werden, je nach Alter, etwa 20 Prozent der Schlafzeit im Tiefschlaf verbracht. Tiefschlafphasen können immer wieder durch ein kurzes Auftauchen in leichtere Schlafstadien unterbrochen werden. Für die Regenerationsfunktion des Schlafs ist aber ein möglichst ungestörtes erstes Nachtdrittel von Bedeutung. Abgeschlossen wird der erste Schlafzyklus durch eine REM-Phase, die etwa 60 bis 120 Minuten nach Schlafbeginn auftritt. Die ersten REM-Phasen sind meist kürzer als die späteren. Mit zunehmender Schlaflänge nimmt die Dauer der REM-Perioden zu und kann am Ende der Nacht bis zu 50 Minuten lang dauern.

Ohne dass es uns bewusst ist, wachen wir pro Nacht mehrmals kurz auf. In unserem Beispiel wachte die Testschläferin 10-mal auf (in Summe 12 Minuten), erreichte aber trotzdem eine Schlafeffizienz von über 95 Prozent (die Schlafeffizienz ist die tatsächliche Schlafzeit dividiert durch die Zeit, die insgesamt im Bett verbracht wurde – also inklusive aller Wachzeiten – multipliziert mit 100). In der Schlafmedizin ist die Schlafeffizienz ein wichtiger Indikator für die Qualität des Nachtschlafs.

Das Aufwachen – Stress für den Körper?

Selbst nach einer gut durchschlafenen Nacht benötigen wir eine bestimmte Zeit, um wieder ganz wach zu sein. Dieser Zustand, bekannt als *Schlaftrunkenheit,* tritt nach jeder Schlafperiode auf, auch nach einem kurzen Nickerchen, und kann im günstigsten Fall nach einigen Minuten vorbei sein, aber durchaus ein bis zwei Stunden andauern. Kurt Kräuchi vermutet, dass dieser Zustand durch thermoregulatorische Prozesse beim Aufwachen mit verursacht wird und nicht davon abhängt, ob der Schlaf vorher gestört war. Auch beim Aufwachen spielt die Körperkerntemperatur eine wichtige Rolle. Ungefähr zwei Stunden nach dem Einschlafen erreicht sie ihren Tiefpunkt und beginnt dann wieder allmählich anzusteigen. Ein »natürliches« Aufwachen erfolgt immer in der Anstiegsphase der Körperkerntemperatur. Es spielen sich ähnliche Prozesse ab wie beim Einschlafen, jedoch in umgekehrter Reihenfolge. Bei diesen Vorgängen wirkt auch das Stresshormon *Cortisol* mit. Bereits Stunden bevor wir ans Aufstehen denken, beginnt die Hypophyse die Produktion von Cortisol anzukurbeln. Kurz nachdem wir das Bett verlassen haben, erreicht der Cortisolspiegel seinen Tageshöhepunkt, und wir sind wieder bereit für die Anforderungen des Wachlebens.

Unterschiede im Verlauf der Körperkerntemperatur zwischen Frau und Mann sind mit ein Grund dafür, dass Frauen tendenziell früher aufwachen. Das männliche Geschlechtshormon *Testosteron* könnte wiederum für das Schlafverhalten von Männern eine Rolle spielen. Testosteron wird vermehrt in den frühen Morgenstunden ausgeschüttet und stimuliert neben dem Muskelwachstum auch die Produktion von Spermien. Ob längeres Schlafen sich positiv auf die männliche Fruchtbarkeit auswirkt, sei dahingestellt. Diese Beispiele zeigen sehr deutlich, dass unser Schlafbedürfnis nicht nur durch unsere Tagesaktivitäten und die Länge der Wachzeit beeinflusst wird, sondern auch von biologischen Prozessen wie Hormonen und »inneren Uhren«.

Schlafen Frauen anders?

Dass Frauen öfter mit ihrem Schlaf unzufrieden sind als gleich alte Männer, ist ein Faktum, das immer wieder bei Studien zutage tritt. Paradoxerweise finden sich aber in den Schlaf-EEG-Ableitungen von Frauen weniger Auffälligkeiten als bei Männern, ein Phänomen, das sich mit zunehmendem

Alter intensiviert. Die Klagen über nicht erholsamen Schlaf werden offensichtlich durch eine Reihe anderer Faktoren mitbestimmt und nicht nur durch schlafspezifische Gehirnaktivität per se verursacht. Probleme in der Partnerschaft, familiäre Belastungen, Stress im Beruf und die sozioökonomischen Rahmenbedingungen nehmen genauso Einfluss auf dessen Erholungswert. Angedeutet wurde es schon: Männer schlafen schneller ein, und das praktisch überall, und beklagen sich weniger über ihre Schlafqualität. Das alles kann etwas mit den Hormonen zu tun haben. *Geschlechtshormone* beeinflussen sowohl die Dauer des Schlafs als auch die Verteilung der einzelnen Schlafstadien. *Progesteron* zum Beispiel, ein weibliches Geschlechtshormon, das in den Eierstöcken gebildet wird, bewirkt eine Zunahme des REM-Schlafs und eine Abnahme des Tiefschlafs. Auch ein unterschiedlich hoher *Östrogenspiegel*, bedingt durch den Menstruationszyklus, eine Schwangerschaft und die Menopause, kann ein verändertes Schlafverhalten während dieser Lebensabschnitte verursachen.

Menstruationszyklus

Vor allem in der späten *Lutealphase,* also kurz vor der Regelblutung, wird weniger tief und unruhiger geschlafen. Die Folgen sind Müdigkeit am Tage, Energielosigkeit und Gefühlsschwankungen. Ansonsten sind die objektiv messbaren Veränderungen des Schlafs während des Menstruationszyklus eher gering. Wiederholen sich die Beschwerden, dann könnte auch ein *Prämenstruelles Syndrom* (Abkürzung: PMS) vorliegen. Die Beeinträchtigungen bestehen aus einer Kombination von depressiver Verstimmung, Ängstlichkeit, Brust- und Kopfschmerzen, Hitzewallungen und eben Schlafstörungen. Diese können sich sowohl in einem Zuviel (= Hypersomnie) als auch in einem Zuwenig (Insomnie = Schlaflosig-

keit) an Schlaf bemerkbar machen. Der Schlaf wird als unruhig, von vielen Wachphasen unterbrochen und als nicht
erholsam geschildert. Auffallend häufig sind die Berichte über
unangenehme und beängstigende Träume während dieser
Zeiten. Wie viele Frauen darunter leiden, lässt sich nur sehr
schwer bestimmen: Die Schätzungen reichen von 10 bis 50 Prozent der erwachsenen Frauen. Selbst wenn der Schlaf durch
die Periode im Einzelfall sehr massiv beeinträchtigt sein kann,
die Störungen sind nicht von Dauer und verschwinden nach
Beginn der Regelblutung.

Menopause

Die Schlafstörungen beginnen meist schon vor der eigentli-
chen Menopause, nehmen während des Wechsels deutlich zu
und können auch danach noch andauern. Etwa ein Drittel bis
die Hälfte aller Frauen klagen über wechselbedingte Schlafstörungen. Als mögliche Ursache werden die hormonellen
Veränderungen, insbesondere die Verringerung der Östro-
gen- und Progesteronausschüttung angenommen. Fachleute
sind sich noch nicht im Klaren, ob der Wechsel per se die
Schlafstörungen verursacht oder ob es sich um ein zufälliges
Zusammenspiel verschiedener Faktoren (wie Veränderungen
in der Stimmungslage und als Folge davon Unruhe und
Gereiztheit) handelt. Die häufigsten Klagen betreffen das Ein-
und Durchschlafen und das Aufwachen infolge nächtlicher
Hitzewallungen und heftigen Schwitzens. Die durch den
Wechsel bedingten Schlafstörungen gehen meist nahtlos in
die Phase der typischen altersbedingten Veränderungen des
Schlafs über: Die Schlaflänge nimmt ab, das Schnarchen und
auch die Phasen mit kurzen Atemaussetzern werden häufiger.
Das allerdings sind völlig normale schlafbezogene Alterser-
scheinungen.

Schwangerschaft

Die Klagen über gestörten Schlaf beginnen bereits ab dem ersten Trimester. Die Gründe dafür sind vielfältig: Die Palette der Störungen reicht von »ruhelosen Beinen« (*englisch* »Restless Legs«; abgekürzt RLS) über Beinkrämpfe und Kreuzschmerzen bis hin zu nächtlichen Bewegungen des Fötus. Zu Beginn der Schwangerschaft kann die Gesamtschlafzeit sogar deutlich zunehmen. Der Grund ist die vermehrte Produktion des Hormons *Progesteron*. Während des zweiten Trimesters verringert sich die Gesamtschlafzeit wieder und ist etwa drei Monate vor der Geburt am kürzesten. In dieser Zeit wird der Schlaf als ruhelos, fragmentiert (= unterbrochen durch Wachphasen) und subjektiv als wenig erholsam und erfrischend eingestuft. Schlaf-EEG-Studien zeigen, dass in der Schwangerschaft der Tiefschlaf ab- und stattdessen der Leichtschlaf zunimmt. Beim REM-Schlaf ist der Trend weniger einheitlich: Zunächst verringert sich der Anteil, um dann allmählich wieder anzusteigen. Die Veränderungen in der Schlafarchitektur verschwinden etwa drei Monate nach der Schwangerschaft wieder. Durch die nächtliche Betreuung des Säuglings stellen sich dann aber eine Reihe anderer Schlafprobleme ein.

Beeinflussen orale Verhütungsmittel auch den Schlaf?

Orale Verhütungsmittel (die »Pille«) beeinflussen sowohl die Körpertemperatur (ist im Durchschnitt höher) als auch die Menge der Melatoninausschüttung und die Schlafarchitektur. Die Auswirkungen auf den Schlaf sind zwar gering, aber trotzdem messbar: weniger Tiefschlaf, mehr Leichtschlafstadium 2 und mehr REM-Schlaf. Auch die Zeit bis zum Auftreten der ersten REM-Phase verkürzt sich. Subjektiv werden diese Veränderungen nicht wahrgenommen, und die Einnahme der

»Pille« beeinträchtigt weder die Schlafqualität noch das Gefühl, ausgeschlafen zu sein.

Schlafphysiologie –
Unterschiede zwischen Frauen und Männern?

Geschlechtsunterschiede in der Hirnaktivität von Frauen und Männern haben Forscher schon immer interessiert. Das Resultat dieser Neugier ist eine unüberschaubare Anzahl von Studien mit Ergebnissen, die schwer »unter einem Hut« zu bringen sind. Zunächst sind die verwendeten Methoden nicht vergleichbar, dann wieder sind relativ wenige Versuchspersonen untersucht worden, und schließlich sind die aus den Beobachtungen gezogenen Schlüsse alles andere als plausibel. Das trifft auch auf Untersuchungen zu, die mithilfe des EEGs (= Elektroenzephalogramm; Registrierung von Hirnströmen) durchgeführt wurden. Da uns speziell der Schlaf interessiert, bleiben letztendlich nicht sehr viele Studien mehr übrig, wodurch die Beurteilung der Datenlage leichter ist. Das Ergebnis ist jedoch eindeutig: Frauen haben mehr Tiefschlaf, und das in allen Altersdekaden! Warum? – Wir wissen es nicht! Männer haben hingegen etwas mehr Leichtschlafstadium S2 und Frauen wiederum etwas mehr REM-Schlaf. Auswirkungen auf die Qualität des Schlafs dürften sich daraus nicht ergeben. Selbst die Ausschüttung des *Wachstumshormons* (*englisch* »Growth Hormone«, abgekürzt GH), das hauptsächlich im Tiefschlaf erfolgt, ist bei Männern nicht geringer als bei Frauen.

Unterschiede zeigen sich auch bei der Schlafdauer (bei Frauen etwas länger) und bei der Zeit, die zum Einschlafen benötigt wird (Männer schlafen schneller ein). Alle übrigen Schlaf-Kennzahlen zeigen keine Unterschiede.

Bei der Ausschüttung von Hormonen fallen die Unterschiede zwischen Frau und Mann wesentlich deutlicher aus (z. B. ist der Prolaktinspiegel bei Frauen in der Nacht höher; bei Männern der Testosteronspiegel am Morgen), doch welche Auswirkungen sich dadurch auf den Schlaf ergeben, ist nicht geklärt. Die Auswirkungen von Menstruation, Schwangerschaft und Wechsel auf den Schlaf von Frauen sind hingegen besser untersucht worden.

Zusammenfassend können wir festhalten, dass es »kleine« biologische Unterschiede gibt, die sich auch im Schlafverhalten bemerkbar machen, die aber, solange sie nicht der Grund für eine Störung des Schlafs sind, nicht weiter auffallen. Darauf werden wir im Kapitel 7 zurückkommen.

Träumen Frauen und Männer unterschiedlich?

Als wir das erste Mal in einer Schlafstudie auch Träume untersuchten, konnten wir einen verblüffenden Unterschied zwischen Frauen- und Männerträumen finden. Der verwendete Traumfragebogen, den wir zusammen mit Brigitte Holzinger vom Institut für Bewusstseins- und Traumforschung in Wien zusammengestellt hatten, beinhaltet auch Fragen zur Farbwahrnehmung im Traum. Und siehe da, Frauen berichteten wesentlich häufiger davon, in Blautönen zu träumen, Männer hingegen träumten öfter in Grüntönen. Bestätigt sich so eine alte mongolische Volksweisheit, die sinngemäß meint: »Wenn Mann und Frau auch auf dem gleichen Kissen schlafen, so haben sie doch unterschiedliche Träume«? Ohne diesen Unterschied weiter interpretieren zu wollen, fanden wir ein weiteres Ergebnis, das sich durch zahlreiche Studien belegen lässt: Frauen erinnern sich häufiger an Träume als Männer. Das berichtete bereits 1889 der deutsche Statistiker F. Heerwagen, und viele Studien widmeten sich seitdem dieser Frage. David Foulkes und Mitarbeiter konnten 1974 in einer Studie zeigen, dass bis zu einem Alter von zehn Jahren Mädchen und Buben sich etwa gleich häufig an ihre Träume erinnern. Erst mit dem Beginn der Pubertät erinnern sich Mädchen häufiger an Träume, und dieses Muster zeigt sich bis ins hohe Alter. Dafür gibt es zahlreiche Erklärungsversuche, doch so richtig überzeugend ist keiner. Einer der plausibelsten erklärt die Unterschiede dadurch, dass Frauen prinzipiell mehr Interesse an Träumen haben und darüber auch öfter nachdenken als Männer. Eine repräsentative Studie von Michael Schredl über das Traumverhalten der Deutschen aus dem Jahre 2003 konnte dies bestätigen: Wer sich für Träume interessiert, träumt auch häufiger, und das unabhängig vom Geschlecht. Und noch eine andere Beobachtung konnten wir machen: Frauen füllen Fragebögen und Untersuchungsprotokolle gewissenhafter aus als Männer. Zum einen erschwert das die Auswertung von Studien, weil meist nur vollständig ausgefüllte Fragebögen analysiert werden können, andererseits haben wir dadurch einfach mehr Informationen über die Träume von Frauen.

Neben der *Zahl* der erinnerten Träume interessiert vor allem der Traum*inhalt*. Bei der Analyse von 1000 Träumen von College-StudentInnen fanden Calvin Hall und Robert Van de Castle 1966 zahlreiche Geschlechtsunterschiede: So enthielten Traumberichte von Frauen wesentlich mehr Emotionen, eine größere Anzahl von Traumcharakteren und eine deutliche Bevorzugung von Themen, die häusliche Aktivitäten zum Inhalt hatten. Auch träumen Frauen häufiger von Kleidung. Männerträume hingegen handeln öfter von physischer Gewalt, aggressiven Inhalten, und auch Waffen spielen eine wesentlich dominantere Rolle als in den Träumen von Frauen. Sexuelle Trauminhalte werden ebenfalls öfter von Männern berichtet. Interessant auch das Dominieren männlicher Traumfiguren in Männerträumen (67 Prozent). Männliche Traumfiguren kommen hingegen nur in knapp 48 Prozent von weiblichen Traumberichten vor. Die Ergebnisse passen ideal zu dem, was in Illustrierten und Lifestyle-Magazinen als typisch weibliche und männliche Eigenschaften diskutiert wird. Hat diese Studie nur vorherrschende Geschlechtsstereotypien wiedergegeben, oder träumt Frau tatsächlich anders als Mann?

Nicht zuletzt deswegen sind die Studienergebnisse von zahlreichen Forschern kritisiert worden und eine Fülle ähnlicher Untersuchungen folgte, um die spektakulären Ergebnisse nochmals zu überprüfen. Eine aktuelle und methodisch interessante Studie dazu wurde 2004 unter der Leitung von Michael Schredl (in Schredl, 2007) durchgeführt. Als Grundlage dienten Umfragen des Instituts für Demoskopie in Allensbach aus den Jahren 1956, 1970, 1981 und 2000, die ebenfalls Fragen zum Thema »Traum« beinhalteten. Analysiert wurde, wie oft von unterschiedlichen Themenbereichen wie Arbeit, Reisen, Krieg, verstorbenen Personen usw. geträumt wird. Fazit: Selbst wenn alle Umfragen miteinander verglichen werden, zeigt sich immer dasselbe Muster: Männer träumen häufiger von der Arbeit und Frauen häufiger von verstorbenen Personen! Was zunächst wie ein Geschlechtsunterschied aussieht, lässt sich anhand von Traumstudien einfach erklären: Die Dinge, die einen im Alltag und tagsüber beschäftigen, tauchen auch in den Trauminhalten wieder auf. Bereits Sigmund Freud wies darauf hin, dass Tagesreste im Traum eine wesentliche Rolle spielen können. Auf Beobachtungen wie diesen basiert die *Kontinuitätshypothese.* So ist es kein Wunder, dass es die rollenspezifischen Verhaltensweisen im Wachen sind, die auch die Unterschiede im Traumerleben von Frauen und Männern hervorrufen. Noch ein Aspekt sollte nicht unberücksichtigt bleiben: Bei der Analyse von geschriebenen Traumberichten konnten wir beobachten, dass Frauen ihre Emotionen differenzierter ausdrücken und mit mehr Wörtern beschreiben können als Männer. Das ist mit ein Grund dafür, dass die Traumberichte von Frauen etwas länger ausfallen als die von Männern.

Träumen Partner voneinander?

Zu dieser Fragestellung wurden noch keine systematischen Studien durchgeführt. Wir wissen daher nicht, wie oft und in welcher Art Paare voneinander träumen. Ab und an erzählen Paare, dass sie denselben oder sehr ähnliche Inhalte geträumt haben. Doch diese Phänomene berichten auch Personen, die sich emotional sehr nahe stehen oder miteinander verwandt sind. Laut einer Untersuchung von Jerry Kroth (2005) zeigen Paare, die sich gerade in einer emotional sehr belastenden Situation befinden (z. B. Tod des Kindes, Trennung), in ihren Träumen zwar eine hohe Übereinstimmung in der Art und Stärke von Emotionen, nicht jedoch im Trauminhalt. Der Autor kommt zu dem Schluss, dass Träume im Rahmen einer Paartherapie ein effizientes Mittel sein können, um die Gefühle des Partners besser zu verstehen.

Apropos Beziehungen: Bei der Analyse von Trauminhalten konnten wir feststellen, dass Expartner häufiger in Träumen vorkommen als die aktuellen Partner. Unterschiede zwischen Frauen und Männern zeigten sich nicht. Eine erster Eindruck, den wir in zukünftigen Studien etwas genauer unter die Lupe nehmen werden.

Über das Schlafen zu zweit

Die große Flut von Schlafdaten, die in Schlaflaborstudien oder in den privaten Schlafzimmern erhoben wurden, stammt ausschließlich von Einzelschläfern. Der Schlaf zu zweit existierte für die empirische Schlafforschung bis vor Kurzem überhaupt nicht. Die Studie von Lawrence Monroe von 1969 war eine Pionierleistung, der bis heute keine weiteren gefolgt sind. Und seine Ergebnisse zeigen deutlich: Schlafen Frau und Mann beieinander, so beeinflussen sie gegenseitig ihre Schlafphysiologie! Die von ihm untersuchten Paare schliefen zwar nicht in ihrer gewohnten Umgebung, sondern in ungewohnter Umgebung im Schlaflabor – ein Punkt, der die Ergebnisse beeinflussen kann. Doch das Ergebnis war eindeutig: Schliefen die Paare zusammen, so wurde wesentlich weniger Zeit im Tiefschlaf, dafür aber mehr Zeit im REM-Schlaf verbracht. In einer alleine verbrachten Nacht drehte sich das Verhältnis wieder um: Der Tiefschlaf nahm wieder zu und die ProbandInnen verbrachten weniger Schlafzeit im REM-Schlaf. Ähnliche Resultate wurden bei Müttern, die bei ihren Säuglingen schliefen, gefunden. Damit müssen viele unserer Ergebnisse, die wir mit sehr viel Aufwand an Alleineschlafenden erhoben haben, ergänzt werden, wenn sie nicht sogar revidiert werden müssen. Die Anwesenheit eines Bettpartners macht sich nicht nur durch Bewegungen und Geräusche bemerkbar, sondern eine Fülle zusätzlicher Einflussmöglichkeiten könnte mit im Spiel sein. Welche Faktoren dabei eine Rolle spielen, davon handelt das nächste Kapitel.

Kapitel 6

»Sie hatten zwei Doppelbetten, für jeden von ihnen eines,
weil Joe die schwächende Wirkung von zwei unterschied-
lichen Körpertemperaturen unter derselben Decke kannte.
Der Nutzen, den einem der Schlaf brachte, wurde um fast
fünfzig Prozent vermindert, wenn er die ganze Nacht mit
jemand anderem das Bett teilte.«

(Aus: Robert Ludlum: Das Osterman Wochenende,
München 1991, S. 78)

Joe Cardone in Robert Ludlums Roman »Das Osterman
Wochenende« weiß, wovon er spricht. Als Mann der Fi-
nanzwelt und als exzessiver Freizeitsportler lebt er nach einem
strikten Zeitschema: Effizienz und Ertrag bestimmen seinen
Tagesablauf, und genauso kalkuliert er mit seinem Schlaf.
Fünfzig Prozent weniger Erholungswert und Nutzen zieht er
aus dem Schlaf, wenn er bei seiner Frau schläft. Getrennte Betten sind da nur die logische Konsequenz aus dieser einfachen
Rechnung, ein Faktum, das mehr wiegt als die Vielfalt an sinnlichen Eindrücken und Erlebnissen, die das Schlafen zu zweit
mit einschließt. Der Entschluss, in getrennten Betten zu schlafen, verwundert nicht weiter, denn dafür entscheidet sich laut
Umfrage aus dem Jahre 2001 jedes zehnte Paar in den USA.
Bemerkenswert ist Joe Cardones Begründung: Nicht Schnarchen oder Unruhe des Partners – übrigens die häufigsten
Gründe für getrennte Betten –, sondern die schwächende
Wirkung von zwei unterschiedlichen Körpertemperaturen
unter einer Decke. Damit wird ein Aspekt angesprochen, der
von der Schlafforschung bis dato viel zu wenig berücksichtigt

wurde: der Einfluss, den zwei in einem Bett aufeinander ausüben, sowohl auf körperlicher als auch auf emotionaler Ebene.
Eine Vielzahl von wechselseitigen Interaktionen spielt dabei
eine Rolle, die alle unsere Sinne mit einschließen. Über mehrere Stunden nehmen wir fast ausschließlich die Bewegungen, die Wärme, den Geruch des Partners wahr; ein ideales
Beispiel für nonverbale, sinnlich-körperliche Kommunikation. Laut Experten (siehe Dittami/Grammer, 1991) ist diese
Art von Kommunikation auch am wirksamsten und zuverläs-
sigsten.

Im vorherigen Kapitel mussten wir feststellen, dass die Erforschung des Schlafs hauptsächlich mit Single-Schläfern durchgeführt wurde und im Mittelpunkt des wissenschaftlichen
Interesses ausschließlich neurophysiologische Prozesse standen. Mit dieser Betrachtungsweise geht dem Schlaf aber eine
wesentliche Erlebensqualität verloren: die der körperlich-
sinnlichen Erfahrung. Bei der Erforschung des Paarschlafs
müssen wir die sinnlichen Qualitäten des Schlafs mitberück-
sichtigen, und davon handelt dieses Kapitel. Die Körperwärme spielt dabei eine wichtige Rolle. Kalte Füße können
durch ein Ankuscheln an den Bettpartner gewärmt werden.
Oder denken wir an heiße Sommernächte, in denen die Hitze
durch die Wärme zweier Körper noch unerträglicher wird
und das Schlafen beeinträchtigt. Über die optimale Raumtemperatur hat sich die Schlafforschung schon einige Gedanken gemacht – sie liegt zwischen 15° C und 25° C –, doch wie
warm es unter der Decke sein soll, darüber gibt es nur Spekulationen. Enger Körperkontakt bedeutet nicht nur ein Mehr
an Wärme, sondern auch das wechselseitige Spüren und Aufnehmen von Körperbewegungen. Egal, ob durch das passive
Mit-bewegt-Werden bei Schlafpositionsänderungen des Partners oder durch eigene Aktivitäten: Es entsteht eine partnerschaftliche Koordination der Körperbewegungen. Zusätzli-

che Einflussfaktoren sind die Größe des Betts und die Beschaffenheit der Matratze, Umstände, die besonders jüngere Paare betreffen. In Sachen Bettgröße sind die Schlafgegebenheiten hier nicht immer optimal, und geschlafen wird häufig in zu schmalen Einzelbetten. Das »Frisch-verliebt-Sein« hilft zwar über die ersten Koordinationsschwierigkeiten hinweg, doch mit zunehmender Dauer der Beziehung können Platzmangel und die Körperbewegungen des Partners zu einem ernsten Problem werden.

Die Choreografie der Bewegungen im Schlaf

Mihilfe von Registrierungstechnik, wie am Handgelenk getragene Bewegungsmessgeräte (den Aktigrafen oder Aktometern, siehe Kapitel 1), können synchrone Bewegungsabläufe zwischen den Partnern ohne Beeinträchtigung von deren Bewegungsfreiheit untersucht werden. Mit dieser Methode analysierten 1994 die englischen Schlafforscher Francesca Pankhurst und Jim Horne insgesamt 46 verheiratete Paare. Beim Vergleich der nächtlichen Bewegungsprofile der Frauen und Männer zeigte sich bei jüngeren Paaren ein höheres Maß an Übereinstimmung in den Körperbewegungen als bei den älteren. Mit zunehmendem Alter scheint ein Gewöhnungseffekt einzutreten, der bewirkt, dass die nächtlichen Bewegungen wieder voneinander unabhängiger werden. Insgesamt fanden die Forscher nur in weniger als einem Drittel aller registrierten Schlafepochen gleichzeitige Körperbewegungen der Partner. In den Nachtprotokollen verzeichneten Frauen häufiger Wachphasen und gaben als Ursache der Schlafunterbrechung öfter ihren Bettpartner an. Die nächtlichen Wachphasen ihrer Partnerin blieben von den Männern hingegen meist unbemerkt, sie schliefen ungestört weiter. Männer bewegten sich im Schlaf zwar etwas häufiger als Frauen, doch die schlafbedingten Bewegungsmuster führten nicht zwangsläufig zu einer Reaktion der Partnerin. Bei der nächtlichen Choreografie der Körperbewegungen, so das Fazit der Forscher, gibt keiner der beiden Schläfer ausschließlich den Ton an und zwingt dem anderen seine Bewegungsmuster auf. Paare können offensichtlich lernen, sich auf die Bewegungsmuster des Partners einzustellen.

Nicht erhoben wurde bei dieser Studie die bevorzugte Schlafposition des Paares, ein Thema, das seit nunmehr dreißig Jahren immer wieder Stoff für neue Diskussionen gibt. Populär wurde die Idee durch die amerikanischen Psychiater Mark Goulston und Samuel Dunkell, die Ende der 1970er-Jahre anhand der bevorzugten Schlafpositionen ein Persönlichkeitsprofil des Schläfers zu entwerfen versuchten.

Was verrät die Schlafposition über die Qualität der Beziehung?

Die Körperhaltung, die Menschen im Schlaf einnehmen, verrät einiges über ihren Charakter, so zumindest sieht es Samuel Dunkell. Bereits ab dem siebten Lebensjahr nehmen Kinder eine bevorzugte Schlafposition ein, die für ihr weiteres Leben typisch sein soll. Mehr als zwanzig typische Körperpositionen beschreiben die beiden Psychiater, und neben der Fötuslage, der königlichen Rückenlage, der ausgestreckten Bauchlage und der Sträflingslage (Arme und Beine überkreuzt) wurde vor allem die Löffellage besonders populär. Diese gab auch den Anstoß für die Entwicklung einer umfangreichen Paarschlaf-Positionstypologie. Je nachdem, welche Schlafposition von einem Paar bevorzugt eingenommen werde, symbolisiere sich darin eine bestimmte Beziehungsqualität: Eng umschlungen zu schlafen soll ein Symbol für eine leidenschaftliche Beziehung sein und typisch für frisch Verliebte. Falls sich aber im Laufe der Zeit der Körperkontakt zu lockern beginnt, sei Vorsicht geboten. Bleibt das Paar während des Schlafens in Körperkontakt (über Füße, Po, Hände) oder einander zugewandt, so wird das als ein gutes Zeichen angesehen. Je größer aber der Abstand voneinander wird, desto mehr soll sich das Paar auch emotional voneinander distanziert haben. Trotz der großen Popularität der Dunkell'schen Schlafpositions-Typologie wurde keine seiner Annahmen empirisch untersucht. Solange es noch keine empirischen Befunde für diese Charaktertypologie gibt, ist der Ansatz nichts anderes als ein nettes Gesellschaftsspiel.

Aussagen über Schlafpositionen sind nicht einfach. Es gibt Unterschiede zwischen der Körperhaltung während der Einschlafphase und dem Rest der Nacht. Jeder hat zwar seine bevorzugte Einschlafstellung, doch diese wird fast nie sehr lange beibehalten, und die Körperhaltung ändert sich mehrmals im Laufe einer Nacht. Das Einschlafen ist ein wesentlicher Teil des Schlafs, und da will der Schläfer kein Risiko eingehen: Keine Experimente, lautet die Devise! Nur das Erprobte kommt zur Anwendung, und diejenige Körperposition wird gewählt, die am meisten Entspannung und Wohlfühlen garantiert. Danach wird die Schlafposition »freier« gewählt und häufig gewechselt, völlig unabhängig übrigens von den Schlafstadien (Leichtschlaf, Tiefschlaf oder REM-Schlaf). Im Durchschnitt verändert ein Erwachsener zwischen drei- und mehr als dreißigmal pro Nacht seine Schlafposition, in der Regel sind es fünfzehn bis zwanzig Positionsänderungen. Höhere Werte sind ein deutlicher Indikator für einen unruhigen Schlaf und führen subjektiv zu einer schlechteren Bewertung der Schlafqualität. Die Gründe für häufige Schlafpositionsänderungen sind vielfältig: Da spielen eine ungewohnte Umgebung, Lärm, Angst, psychische Unruhe und Stress genauso eine Rolle wie eine unbequeme Matratze oder die Anwesenheit eines Mitschläfers. Körperbewegungen können nützlich sein: Es gibt Versuche, aufgrund der Bewegungen im Schlaf den optimalen Weckzeitpunkt zu ermitteln, um die Aufwachqualität zu verbessern (siehe Kasten).

Wecken zum richtigen Zeitpunkt?

Wer kennt das nicht: Gerade ist es so angenehm im Bett oder der Traum verspricht spannend zu werden, da läutet der Wecker! Konnte das nicht vor ein paar Minuten geschehen, als wir eh fast wach waren? Diesen oft gehörten Klagen versuchen findige Tüftler schon seit Längerem Abhilfe zu schaffen: Wecken in der richtigen Schlafphase, also wenn möglich punktgenau dann, wenn wir uns in einer Leichtschlafphase befinden oder gerade von selbst aufwachen wollen. Mit der Ableitung der Hirnaktivität ist das möglich, doch wer schläft schon gerne mit Sensoren am Kopf?
Eine andere Möglichkeit bietet die Registrierung von Körperbewegungen. Veränderungen der Körperlage erfolgen immer dann, wenn wir das Schlafstadium wechseln. Auch nimmt die Häufigkeit von Bewegungen mit der Schlaftiefe ab. Am meisten bewegen wir uns in Leichtschlafstadien, am wenigsten im Tiefschlaf. Der REM-Schlaf nimmt eine Sonderstellung ein: Obwohl die Muskulatur in diesem Schlafabschnitt gehemmt ist und infolgedessen auch keine Körperbewegungen auftreten, kommt es immer wieder zu kurzen Unterbrechungen des REM-Schlafs mit mehr oder weniger deutlichen Bewegungen. Somit sind Körperbewegungen im Schlaf doch eine ideale Messgröße und auch leicht zu registrieren. Und tatsächlich sind solche »Schlafphasenwecker«, am Handgelenk wie eine Armbanduhr zu tragen, bereits im Handel erhältlich.
Ein Problem allerdings könnten die unterschiedlichen Bewegungsmuster von Schläfern sein: Einige Personen bewe-

gen sich öfter im Schlaf, andere liegen »wie ein Stein« im Bett und rühren sich nicht. Auch bewegen sich Frauen zwar etwas häufiger im Schlaf, doch sind die Bewegungen von Männern stärker und kraftvoller. Und nicht zuletzt ändern sich unsere nächtlichen Bewegungsprofile auch mit dem Alter oder werden durch äußere Bedingungen wie Lärm, Hitze usw. beeinflusst. Ob das alles von einem Schlafphasenwecker unterschieden werden kann oder erst durch zusätzliche Justierungsmöglichkeiten erreichbar sein wird, sei dahingestellt. Auf alle Fälle besteht der Wunsch nach optimalem Wecken, und wenn's funktioniert – gut so. Ansonsten gilt bis auf Weiteres: »Nutzt's nicht, schadet's auch nicht!«

Die Einschlaf- und Schlafpositionen entwickeln sich ab dem dritten Lebensmonat, und vom siebten Lebensjahr an entsprechen die Schlafpositionen etwa denen, die später im Erwachsenenalter eingenommen werden. Kinder und Jugendliche bevorzugen noch die Bauchlage, doch mit zunehmendem Alter wird diese Position zugunsten einer rechten Liegeposition aufgegeben, die dann bis ins hohe Alter beibehalten wird. Das sind die »trockenen« Fakten der Schlafforschung, aber ein Zusammenhang zwischen Schlafposition und Persönlichkeitsmerkmalen wurde bis dato noch nicht festgestellt!

Das Spüren der Körperwärme und der Bewegungen des Bettpartners sind nicht die einzigen sinnlichen Wahrnehmungen, die das Schlafen zu zweit charakterisieren. Über den Geruchssinn werden weitere Erlebnisqualitäten transportiert. Paare müssen einander schon »sehr gut riechen« können, denn immerhin werden mehr als sieben Stunden auf engstem Raum miteinander verbracht.

»Schlafgeruch« = »Stallgeruch«?

Den Begriff »Schlafgeruch« werden Sie vergeblich in Ihrem Konversationslexikon suchen, und Recherchen in einer wissenschaftlichen Datenbank werden ebenfalls kaum einen Treffer ergeben. Das Wort gibt es nur in der Umgangssprache und bezeichnet etwas sehr Alltägliches. Wir riechen anders, nachdem wir geschlafen haben. Ein Schläfer transpiriert pro Nacht zwischen einem halben und einem Liter Körperflüssigkeit, eine ganze Menge angesichts der Tatsache, dass »nur« geschlafen wurde, ohne ersichtliche körperliche Aktivität. Nach Meinung von Geruchsspezialisten transportiert der Körpergeruch einen Cocktail an verschiedenen Informationen über die physische und psychische Verfassung eines Menschen. Meist nehmen wir die feinen Geruchsnuancen nicht bewusst wahr, trotzdem beeinflussen Gerüche unser Handeln und vor allem unsere Gefühle. Die meisten mögen ihren Geruch und sind auch in der Lage, ihre persönliche Duftnote, wie auch die ihrer vertrauten Lebenspartner, wiederzuerkennen.

In wissenschaftlichen Experimenten konnte nachgewiesen werden, dass es frauen- und männerspezifische Geruchsstoffe mit hormonähnlicher Wirkung, so genannte *Pheromone,* gibt. Im Tierreich spielen Pheromone als Sexuallockstoff oder als Duftnoten zur Markierung von Territorien eine wesentliche Rolle. Bereits sehr geringe Mengen dieser Substanzen werden wahrgenommen und bewirken reflexartige Reaktionen wie Schrecken, Agression oder sexuelle Erregung. Die Verständigung über Duftstoffe zwischen einzelnen Tierarten ist so ausgeprägt, dass die Forschung von einer regelrechten Pheromonkommunikation spricht.

Menschen sind zwar im Vergleich zu vielen Tieren Geruchsanalphabeten, trotzdem können anhand von Geruchsproben gute Freunde und Verwandte mit einer Treffsicherheit von über 80 Prozent wiedererkannt werden. Als Geruchsproben dienen bei solchen Experimenten – mehrere Nächte lang getragene T-Shirts! Frauen sind offensichtlich von Natur aus besser begabt als Männer, Gerüche zu erkennen und feine Geruchsnuancen zu unterscheiden. Was sich allerdings auch immer wieder zeigt: Männer bekennen häufiger als Frauen, ihren eigenen Geruch zu mögen! Wie alle sensorischen Fähigkeiten kann auch der Geruchsinn trainiert werden, und bereits bekannte Gerüche werden besser erkannt. Auch Babys erkennen ihre Mütter, ohne lange zu zögern, am Geruch, der Geruch der Väter wird allerdings ignoriert. Dass wir einige Personen »nicht riechen« können, andere wiederum sympathisch finden, ohne wirklich sagen zu können, warum, sind typische Alltagserfahrungen. Ob jedoch ein Geruch als angenehm oder unangenehm wahrgenommen wird, ist eine andere Sache. Nach Ansicht von Experten (z. B. Claus Wedekind, 1997) spielen dabei mindestens zwei Faktoren eine Rolle:

1. Der Kontext (Zusammenhang): Gerüche werden häufig mit Erinnerungen oder Erlebnissen verknüpft, die bei der ersten Begegnung mit einem neuen Geruch aufgetreten sind. Frisch gemahlener Kaffee wird positive Gefühle auslösen, wenn damit das Bild eines trauten Frühstücks zu zweit verbunden ist, negative Gefühle allerdings bei jemandem, der in der Nähe einer Kaffeerösterei aufgewachsen ist und das herb-bittere Röstaroma als Geruchsbelästigung erlebt hat.

2. Die Kondition (Bedingung): Wer unter Stress steht oder depressiv verstimmt ist, wird sich auch an den angenehmsten Düften nicht erfreuen können. Neben der emotionalen Grundstimmung können aber auch Faktoren wie die Jahreszeit oder, bei Frauen, die Phase des Zyklus eine Rolle spielen. Einige Studien (z. B. Anja Rikowski, 1999) kommen zu dem Schluss, dass Frauen in der fruchtbaren Phase wesentlich

sensitiver auf *Androstenone* (= männliches Keimdrüsen-
hormon) und männlichen Körpergeruch reagieren als während anderer Abschnitte der Periode. Die Geruchswahrneh-
mungen von Frauen können auch durch die Einnahme der
Pille verändert werden. Dies kann sogar dazu führen, dass
Frauen, wenn sie die Pille absetzen, ihren Partner buchstäblich nicht mehr riechen können.

Zu den Gründen dafür, dass wir einige Personen aufgrund
ihres Geruchs attraktiver finden als andere, gibt es eine
Reihe von Erklärungsansätzen und Überlegungen. Eine Auswahl findet der interessierte Leser in dem Buch von Andreas
Hejj, »Traumpartner«, erschienen 1996. Noch nicht geklärt
ist die Frage, ob die Geruchswahrnehmung im Schlaf die
Schlaflänge und Schlafqualität und sogar die Aufwachqualität positiv beeinflussen kann. Oder bringen uns schlechte
Gerüche um die wohlverdiente Nachtruhe? – Begeben wir
uns für eine Nacht in ein Schlaflabor, und bevor wir mit
unseren Schlafmessungen beginnen, zünden wir eine Duftlampe an …

Können Gerüche den Schlaf beeinflussen?

Bestimmte Aromen wie Lavendel und Vanille wirken entspannend, beruhigend, andere Düfte wie Pfefferminze, Ros-
marin, Zitrusfrüchte und insbesondere Grapefruit wirken
anregend und fördern die Konzentration. Das sind, kurz
gefasst, die Ergebnisse aus zahlreichen Experimenten, die vor
allem in der Sportmedizin und Aromatherapie ihre Anwendung finden. Doch nicht auf jeden wirken die Aromen in
gleicher Weise, und vor Verallgemeinerungen sei gewarnt.
Pfefferminze zum Beispiel hat eine unterschiedliche Wirkung
auf Frauen und Männer. In einem Experiment konnte Namni

Goel zeigen, dass Frauen auf den Geruchskontakt mit Pfefferminzaromen vor dem Zubettgehen mit längeren Schlafzeiten, mehr Tiefschlaf und weniger REM-Schlaf reagieren. Bei Männern zeigte sich dieser Effekt nicht. Dafür fühlten sich Männer nach einer abendlichen Pfefferminzstimulation am nächsten Morgen wesentlich wacher und frischer. Ähnliche Effekte wurden auch bei der abendlichen Gabe von Lavendel gefunden. Doch was passiert, wenn wir unsere Duftlampe die ganze Nacht durch brennen lassen?

Das Wahrnehmen von Gerüchen im Schlaf

Pfefferminzduft, während des Schlafs verabreicht, führt zu häufigem Aufwachen aus dem Leichtschlaf und verhindert so ein schnelles Einschlafen. Gelingt allerdings das Einschlafen, führt er zu keiner nachhaltigen Beeinträchtigung des Schlafs. Selbst intensive Dosen von Pfefferminze können einen Schläfer nicht mehr wecken. Mary Carskadon, die mit ihrer Forschergruppe 2004 einige Geruchsstudien durchgeführt hatte, musste resignierend feststellen: »Ein Wecken mit Düften alleine gelingt nicht!« Damit stehen die Chancen für einen funktionierenden Duftwecker leider sehr schlecht. Trotzdem schlagen wir vor, die Pfefferminz-Duftlampe vor dem Einschlafen auszublasen, denn laut Studienergebnissen wirkt Pfefferminze doch eher aktivierend als schlaffördernd. Andere Düfte wie Jasmin haben eindeutig einen positiven Effekt auf den Schlaf, allerdings mit unerwünschter Nebenwirkung am Morgen: Bei Aufgaben, die Muskelkraft erfordern, sollen die Leistungen schlechter sein. Falls Sie zur Gruppe der Morgensportler gehören, dann bitte kein Lavendelduft im Schlafzimmer! Einige Düfte fördern das Einschlafen, andere wiederum begünstigen das Durchschlafen. Ein Wecken mit Duftreizung scheint aber aussichtslos.

So können die Ergebnisse kurz zusammengefasst werden: Auf das Schlafen zu zweit angewendet, könnte es durchaus sein, dass der Geruch des Partners ebenfalls einen Einfluss auf den Schlaf ausüben könnte und ein rasches oder aber verzögertes Einschlafen bewirkt. Dazu fehlt es uns aber leider an Daten. Obwohl 90 Prozent der von uns befragten Paare angaben, sie schliefen zu zweit rascher ein, konnte dieser subjektive Eindruck durch objektive Messungen der Einschlaflatenz nicht bestätigt werden. Allerdings sind sowohl Frauen als auch Männer sich darüber einig, dass sie sich zu zweit in einem Bett geborgener und geschützter fühlen. In puncto Bequemlichkeit und Komfort gehen die Meinungen etwas auseinander: Immerhin noch 80 Prozent der Frauen, aber nur etwas mehr als die Hälfte der Männer empfinden den Paarschlaf als angenehm und bequem. Die Zurückhaltung der Männer in diesem Punkt macht deutlich, dass die emotionalen Bedürfnisse und Vorstellungen im Bezug auf das Schlafen zu zweit durchaus unterschiedlich sein können.

Das Schlafen zu zweit – emotionales Bedürfnis oder Gewohnheit?

In der von uns durchgeführten Paarschlafstudie beurteilen Frauen die Qualität und den Erholungswert des Schlafs in den mit ihren Partnern verbrachten Nächten im Vergleich zu den alleine verbrachten Nächten als schlechter. Das konnte durch objektive Messungen der Schlafeffizienz bestätigt werden. Bei den Männern war es genau umgekehrt: Sie schliefen sowohl subjektiv als auch objektiv besser mit ihrer Partnerin. Selbst wenn eine schlechte Nacht unserer Studienteilnehmerinnen noch immer besser ist als die Nacht eines Patienten mit Schlafstörung, stellt sich doch die Frage, welchen Nutzen

Frauen aus den mit dem Partner verbrachten Nächten ziehen. Und wiegt dieser Nutzen die etwas schlechtere Schlafqualität auch auf?

Laut Umfrage der Österreichischen Gesellschaft für Schlafmedizin und Schlafforschung aus dem Jahre 2007 sind mehr
als die Hälfte der befragten Frauen der Meinung, sie schlafen
mit Partner besser, allerdings nur 46 Prozent der Männer teilen diese Meinung. Unterschiedliche Antworten fanden sich
auch in der bereits zitierten Studie von Francesca Pankhurst
und Jim Horne. Zwar waren auch hier Frauen und Männer
mehrheitlich der Meinung, sie schliefen zu zweit besser, doch
nur die Frauen gaben öfter an, dass sie sich mit dem Partner
sicherer fühlten. Männer hingegen waren häufiger der Meinung, das gemeinsame Schlafen geschehe hauptsächlich aus
Gewohnheit. Ein Grund für das teils widersprüchliche Ant-
wortverhalten zwischen den beiden Studien könnte die unterschiedliche Altersstruktur der Befragten sein. Bei jüngeren
Paaren wird der Faktor »Gewohnheit« weniger ein Thema
sein als bei Älteren. Worin liegt also der Nutzen des Schlafens
zu zweit? Obwohl emotionale Nähe und Gewohnheit eine
Rolle spielen, hat sexuelle Aktivität auch einen Effekt.

Sexualität und Partnerschaft

Sexuell aktiv sein kann vieles heißen, und miteinander schlafen oder Sex haben muss nicht immer »vaginal penetrativ«
bedeuten. Deswegen haben wir unseren Paaren auch keine
Definition oder Einschränkung auferlegt, wenn es um die
Einstufung sexueller Aktivitäten ging, und es wurde auch
nicht erhoben, ob die sexuellen Handlungen zu einem Orgasmus geführt haben oder nicht. Im Durchschnitt berichteten
die Paare, pro Woche in zwei bis drei Nächten sexuell aktiv

gewesen zu sein, ein Verhalten, das für unverheiratete Paare mit einem Durchschnittsalter von 26 Jahren typisch ist.

Laut einer Überblicksarbeit von Gunter Schmidt und Kollegen aus dem Jahre 2004 sind Personen, die in festen Beziehungen leben, sexuell aktiver als Singles. Der Status einer Beziehung (= verheiratet, zusammen wohnend usw.) spielt dabei keine Rolle. So sind laut Umfragen verheiratete und unverheiratet liierte 60-Jährige sexuell aktiver als 30-jährige Singles. Auch ist ein Trend zu beobachten, dass Verheiratete weniger Sex haben als Paare in nichtkonventionellen Beziehungen. Ein Grund dafür ist die Beziehungsdauer, denn je länger eine Beziehung anhält, desto weniger spielt Sex eine Rolle. Dieser Wandel findet vor allem in den ersten sechs Jahren einer Beziehung statt. In der Paarbildungsphase (= ersten zwei Jahren) ist die Koitusfrequenz noch sehr hoch und sinkt dann auf ein relativ konstantes Maß ab. Ein Grund ist der Wandel in der Emotionalität des Paares und in der Bedeutung der Sexualität. So hat Sexualität in der Phase der Paarbildung eine wesentliche Funktion im Ausdrücken von Intimität und Nähe. Dies ändert sich, wenn Paare sich entschieden haben zusammenzubleiben. Das Zusammenleben stärkt das Gefühl der Bindung, gibt mehr Sicherheit und bewirkt eine größere Bandbreite im Verhalten, um Nähe und Geborgenheit zu erleben und auszudrücken. Dadurch wird die Rolle der Sexualität etwas in den Hintergrund gedrängt, die ja ursprünglich diese Anteile vermittelte. Allerdings gibt es deutliche Unterschiede im Formulieren sexueller Wünsche zwischen Frauen und Männern: In der Paarbildungsphase ist der Wunsch nach Sex zwischen den Geschlechtern etwa gleich stark. Bei etablierten Paaren ist der Wunsch nach Sex bei Männern größer, bei Frauen jedoch der nach Zärtlichkeit. So weit die Ergebnisse empirischer Studien zum Thema Sexualität.

Die Paare in unserer Studie waren im Durchschnitt etwa fünf Monate zusammen und befanden sich somit noch in der Paarbildungsphase. Nur zwei Paare waren länger als zwei Jahre liiert und bis auf eine Teilnehmerin hatten alle Versuchspersonen bereits Erfahrungen mit mindestens einer längeren Beziehung gemacht. Vergleichen wir nun die Nächte, in denen auch über sexuelle Aktivitäten berichtet wurde, mit denen ohne Sex, so zeigt sich ein eindeutiger Trend: Die Schlafqualität von Frauen verbessert sich deutlich in den Nächten mit sexueller Aktivität, und auch bei den Männern ist ein leichter Trend in diese Richtung zu beobachten. Die Schlafeffizienz, also der Prozentsatz der tatsächlich geschlafenen Zeit, sinkt allerdings dramatisch ab. Trotz dieser geringen Schlafausbeute fühlten Frau und Mann sich am nächsten Morgen ausgeruht und ausgeschlafen. Sexualität dürfte sich also positiv auf die Bewertung der Schlafqualität auswirken, und das, obwohl die Nächte objektiv gestörter sind. Die Frage, die sich nun stellt, ist, ob der Zeitpunkt hier eine Rolle spielt: Hat Sex vor dem Zubettgehen oder tagsüber dieselben Effekte auf den Schlaf?

Schlafenszeit – Zeit für Sex?

Laut Umfragen unter Paaren finden über 95 Prozent der sexuellen Aktivitäten während der Nacht statt. Diese Beobachtungen werden durch eine Studie von Roberto Refinetti aus dem Jahre 2005 ergänzt, die zeigte, dass ein Großteil sexueller Handlungen vor dem Zubettgehen stattfindet, zwischen 23 Uhr und ein Uhr morgens. Ein weiterer, allerdings kleinerer Gipfel fand sich um die Zeit des Aufstehens herum. Was sind die Gründe für diese Verteilung? Auch darüber gibt die Untersuchung Aufschluss: 28 Prozent gaben an, dass sie zu diesem Zeitpunkt einfach »mehr Lust auf Sex hätten«, 33 Prozent erklärten, die Arbeitszeiten oder andere externe Faktoren beeinflussen ihre »Lust«, 23 Prozent argumentierten pragmatisch und erklärten, die Verfügbarkeit des Partners sei entscheidend, und weitere 16 Prozent wollte Sex, weil sie »bereits im Bett sind«. Der Autor der Studie kommt zum Schluss, dass die Zeit für Sex offensichtlich nicht durch interne Rhythmen gesteuert wird, sondern stärker durch Umgebungsfaktoren und die Gelegenheit dazu beeinflusst wird.

Unsere Studienergebnisse lassen aber deutlich erkennen, dass Sex nicht einfach passiert: An den Abenden vor Nächten mit sexuellen Aktivitäten stuften sich insbesondere die Frauen als wesentlich besser gelaunt, entspannter und frischer ein als an den übrigen Abenden. Überhaupt wirkte sich bei Frauen die Anwesenheit des Partners deutlich positiver auf ihr Wohlbefinden und die emotionale Gestimmtheit aus, als dies bei den Männern der Fall war. Diese reagierten gelassener und zeigten auch an den Abenden mit Sex nur geringfügige Veränderungen in ihrer Stimmungslage. Es scheint daher, dass die Bereitschaft, sexuell aktiv zu sein, nicht allein von günstigen Rahmenbedingungen wie »freie Zeit haben« oder der Verfügbarkeit des Partners abhängt, sondern vor allem von der emotionalen Grundstimmung der Beteiligten bestimmt wird.

Sexualität und Stimmung

Dass eine positive Grundstimmung sexuelle Lust fördert, negative Gefühle hingegen Lustkiller sind, ist eine triviale Feststellung. Trotzdem sind die Wirkungsrichtungen nicht immer dieselben: Ärger und Angst zum Beispiel können sexuelle Aktivität sowohl stimulieren als auch verhindern. Eine depressive Grundstimmung hingegen vermindert immer sexuelle Erregung, und dasselbe gilt für Stress. Andererseits sind stressbedingte Erkrankungen wie Magengeschwüre und Herz-Kreislauf-Erkrankungen bei verheirateten Männern etwas seltener als bei unverheirateten. Bei Frauen ist es allerdings genau umgekehrt: die Mehrfachbelastung durch Familie und Beruf könnte dafür eine Erklärung sein. Stress in der Beziehung übrigens beeinträchtigt das Sexualverhalten von Männern in einem weit höheren Maße als das von Frauen. Männer, die mit ihrer Beziehung unzufrieden sind, vermeiden Sex, für Frauen ist das allein noch kein Grund. Männer hingegen sehen die Klagen von Frauen über ein unbefriedigendes Sexual- und Beziehungsleben nicht als Indikator für eine Krise in der Ehe. Für Konfliktstoff und Missverständnisse ist also reichlich gesorgt. Faktum bleibt aber, dass Sexualität für Frauen und Männer durchaus etwas Verschiedenes bedeuten kann, und ein wesentlicher Lernprozess für Paare besteht darin, auf diese unterschiedlichen Bedürfnisse einzugehen. Patentlösungen werden dabei genauso wenig helfen wie Vorschriften für »richtiges« oder »falsches« Sexualverhalten. Ein Punkt allerdings, der im Zusammenhang immer wieder diskutiert wird, ist die Wirkung des Orgasmus auf den Schlaf.

Hat ein Orgasmus eine schlaffördernde Wirkung?

Die populäre Annahme, dass sexuelle Aktivitäten, vor allem ein Orgasmus, schlaffördernd seien, ist ein beliebtes und abendfüllendes Thema für Partys und TV-Talkshows. Vor allem Frauen beklagen sich immer wieder darüber, dass ihre Partner nach Vollendung des Liebesaktes relativ rasch entschlummern. Dieses Phänomen ist nicht nur Gegenstand zahlreicher Witze, Cartoons und Komödien, sondern hat auch einige Wissenschaftler zu mitunter sehr komplexen Erklärungsversuchen veranlasst. Nachzulesen sind diese Theorien in einschlägigen Büchern unter Rubriken wie »Was Sie schon immer über …« oder »Die Wahrheit über …«. Der

Hinweis auf solche Bücher soll hier reichen, doch dem an diesem Thema interessierten Leser wollen wir eine Schlafstudie von Suzanne Brisette nicht vorenthalten. In der bereits 1985 veröffentlichten Studie wurde Selbstbefriedigung mit und ohne Orgasmus auf ihre schlaffördernde Wirkung hin an fünf Frauen und fünf Männern untersucht. Das ernüchternde Ergebnis: Weder bei den weiblichen noch bei den männlichen Testpersonen konnte nach Selbstbefriedigung mit Orgasmus ein rascheres Einschlafen oder eine bessere Schlafqualität beobachtet werden.

Sind damit alle Klagen und intelligenten Erklärungen zu diesem Thema vom Tisch gewischt? Sicherlich nicht. Sexualität wirkt offensichtlich unterschiedlich und im Einzelfall durchaus gegensätzlich: Auf den einen wirkt Sex beruhigend und entspannend, auf andere wiederum aktivierend. Dass ein und dieselbe Sache völlig unterschiedliche Wirkungen haben kann, ist ein weit verbreitetes Phänomen. Selbst der klassische Muntermacher Kaffee wirkt für manche beruhigend, und ein Espresso am Abend beeinflusst ihren Schlaf nicht. Nehmen wir zur Kenntnis, dass auch mit dieser Studie noch nicht das letzte Wort zu diesem Thema gesprochen wurde und genügend Fragen für weitere Forschungsprojekte offen sind.

Der Einfluss des Menstruationszyklus

Das sexuelle Interesse von Frauen dürfte auch von der Periode mit beeinflusst werden. Trotz der großen individuellen Schwankungsbreite, was die Dauer des Zyklus betrifft, lassen sich zwei Zeitpunkte mit erhöhtem sexuellem Interesse ausmachen: ein Gipfel am Ende der Ovulationsphase um den Zeitpunkt des Eisprungs und ein zweiter kurz vor der Regelblutung. Die Einnahme oraler Verhütungsmittel verändert jedoch dieses Muster nachhaltig, sodass keine typischen Gipfel mehr gefunden werden können. Auch lassen sich in Abhängigkeit von der sexuellen Orientierung zum Beispiel bei lesbischen Frauen andere Verteilungsmuster sexueller Aktivitäten finden. Einer Studie von Mary Burleson zufolge berichten lesbische Frauen über mehr Selbstbefriedigung, unabhängig von der Phase des Menstruationszyklus. Die untersuchten lesbischen Paare waren sexuell allerdings weniger aktiv als eine Vergleichsgruppe gleichaltriger heterosexueller Frauen mit Partnern.

Schlafzimmer und Sexualität

Das Sexualverhalten wird von einer Reihe von Faktoren beeinflusst: der emotionalen Grundstimmung, der Dauer der Beziehung, umgebungsbedingten Faktoren, den Lebensgewohnheiten, und letztendlich spielen auch biologische Prozesse eine Rolle. Der Ort, an dem sexuelle Aktivitäten hauptsächlich stattfinden, ist das Schlafzimmer. Diese Doppelnutzung, einerseits als Schlafplatz und andererseits als Ort sexueller Aktivitäten, ist nicht nur die Ursache ökonomischer Rahmenbedingungen, sondern auch das Produkt soziokultureller Entwicklungen. Den Schlafraum als einen Ort der Ruhe und Entspannung zu gestalten, ist nicht immer leicht. Immer noch weit verbreitet ist die Nutzung des Schlafraums als Abstellraum, in dem alles landet, was den Besuchern nicht unter die Augen kommen soll. Den Schlafraum von zusätzlichen »Mehrfachnutzungen« frei zu bekommen, ist sicher ein wesentlicher Schritt, um ihm den Charakter zu geben, den er verdient: ein Platz zu sein, wo geschlafen wird und Paarkommunikation stattfindet.

Das Schlafen zu zweit – ein Beispiel für nonverbale Kommunikation

Wenn wir den Statistiken von Paartherapeuten Glauben schenken dürfen, so spricht ein Durchschnittspaar weniger als eine Stunde pro Woche »persönlich« miteinander. Persönlich meint hier, über sich und seine Gefühle zu sprechen und die Bereitschaft, dem anderen zuzuhören und ihn möglichst zu verstehen. Weniger als eine Stunde pro Woche ergibt zirka acht Minuten pro Tag: Das Miteinander-Reden dürfte nicht zu dem bevorzugten Freizeitvergnügen zählen, und im Vergleich zum täglichen Fernsehkonsum sind die Zahlen tatsächlich verschwindend klein. Nur als Vergleich und zur Illustration hier ein paar Zahlen: In den Jahren 2005 bis 2006 lag der durchschnittliche Fernsehkonsum in Deutschland bei 211 Minuten pro Tag (Quelle: Fernsehpanel), in Österreich etwas weniger, aber immerhin noch bei 166 Minuten (Quelle: Television 2007 – International Key Facts). Auch wenn Paare nicht immer gemeinsam fernsehen, werden sie doch einige Stunden pro Woche miteinander vor der Flimmerkiste verbringen. Selbst dieses offensichtlich sehr beliebte Freizeitverhalten kommt nicht annähernd an die Zeit heran, die wir schlafend pro Woche miteinander verbringen. Bei einer durchschnittlichen Schlafzeit von sieben Stunden sind das immerhin 49 Stunden pro Woche.

Das gemeinsame Schlafen bewirkt durch Schaffen von Vertrauen und Sicherheit, dass sich eine Partnerschaft stabilisiert und intensiviert. Für Paare, die regelmäßig beieinander schlafen, bedeutet das: nicht miteinander reden, etwas unternehmen oder gemeinsam planen, sondern einfach »da« sein. Nebeneinander schlafen ist auch eine Art von »Kommunikation«, allerdings auf einer sinnlichen und nicht-sprachlichen (nonverbalen) Ebene. Wärme, körperliche Nähe und Gerüche

spielen dabei eine zentrale Rolle, und durch das Nebenein-
anderliegen und -schlafen wird ein intimer Rahmen geschaffen, der einzigartig ist und nur schwer durch andere gemeinsame Aktivitäten erzeugt werden kann. Das macht diesen
Bereich auch so anfällig gegenüber Störungen, sei es von außen
oder durch die Partner selbst. Nach einer Studie von Paul
Rosenblatt aus dem Jahre 2006 nutzen Paare gerne diesen Rahmen, um miteinander zu reden, sei es, um Organisatorisches
zu besprechen, sei es, um dem Partner persönliche Dinge mit-
zuteilen. Und für viele Paare wird das Schlafzimmer tatsächlich der einzige Ort sein, wo ungestört und in Ruhe gesprochen
werden kann. Doch vom Standpunkt der Schlafhygiene ist das
nicht immer optimal: Besser ist es, die Dinge des Alltags und
Probleme außerhalb des Schlafzimmers und vor dem Zubettgehen zu besprechen. Eine chinesische Weisheit möge hier als
Rat und Warnung zugleich gelten: »*Beschimpfe dein Weib nicht
am Abend, sonst musst du allein schlafen!*«
Das »Bettgeflüster« sollte auf jeden Fall anderen Themen und
Inhalten vorbehalten sein.

Einschlafrituale und der Zeitpunkt des Zubettgehens

Dass beide Partner zur selben Zeit ins Bett gehen, ist nach
unseren Erfahrungen eher selten. Die Zubettgehzeiten richten sich weniger nach dem biologischen Bedürfnis nach
Schlaf, sondern hängen vielmehr vom Alter, dem Familienstand, der Größe der Familie oder der Berufssituation ab. Bei
verheirateten Paaren sind es meist Frauen, die etwas früher
mit den Schlafvorbereitungen wie Waschen, Abschminken
usw. beginnen. Männer gehen dann etwas später zu Bett. In
der von uns untersuchten Gruppe von nicht verheirateten
jungen Paaren war zu beobachten, dass Männer, wenn sie

alleine lebten, wesentlich später zu Bett gingen. Frauen hingegen gingen etwas früher zu Bett. In den gemeinsam verbrachten Nächten lagen die Zubettgehzeiten dann deutlich näher bei den für Frauen üblichen Schlafzeiten. Eine Studie der Arbeitsgruppe um Sara Arber (2005) über das Schlafverhalten von verheirateten Paaren machte deutlich, dass bei Paaren mit extremen Chronotypen es die Frauen sind, die sich mehr in Richtung der Bettgehzeiten der Männer bewegen. Wenn Paare die Zeit vor dem Einschlafen miteinander verbringen wollen, dann ist die Koordination der Schlafzeiten eine erste Hürde. Einschlafrituale könnten eine nächste Herausforderung sein.

Unter der Bezeichnung Einschlafrituale werden alle Handlungen zusammengefasst, die auf den Schlaf vorbereiten. Dazu zählen die abendliche Reinigung und Pflege genauso wie die Bettlektüre oder das Kuscheln mit dem Partner. Einschlafrituale sind vor allem bei Personen mit Einschlafstörungen hilfreich und sollten mindestens eine halbe Stunde vor dem Zeitpunkt des Schlafengehens beginnen. Die Zeit vor dem Einschlafen wird von vielen Paaren als die intimste Zeit ihrer Beziehung bezeichnet; allerdings auch als eine Periode, in der es schnell zu Unstimmigkeiten kommen kann. Das Licht von der Leselampe, der zu laute Fernseher, das offene Fenster sind nur die plakativsten Beispiele, die Grund für Unmut sein können. Apropos Einschlafrituale: Laut einer Umfrage ist bei Frauen das Lesen die beliebteste Beschäftigung im Bett, bei Männern der Sex.

Die Nacht und der Morgen danach

In gemeinsamen Nächten sind wir gezwungen, unser sehr egoistisches Bedürfnis nach Schlaf, Erholung und Regeneration mit dem Partner abzustimmen, der ja ebenfalls sein Bedürfnis nach ungestörtem Schlaf befriedigen möchte. Hier Kompromisse zu finden, ist ein ständiger Prozess. Unser Bedürfnis nach Schlaf und Erholung ändert sich sowohl in Abhängigkeit von den Tagesaktivitäten als auch aufgrund von Entwicklungs- und Alterungsprozessen. Dazu kommen noch Faktoren wie Kinder oder Krankheiten, die, wenn auch zeitlich begrenzt, den Schlaf doch massiv beeinträchtigen können. Die Kapitel 7 und 8 beschäftigen sich ausschließlich mit diesen Problemen.

Haben Sie sich schon jemals gefragt, welche Bettseite Sie bevorzugen? Ist es die Fensterseite oder doch eher die Seite zur Schlafzimmertür hin? In der Regel fällt es uns gar nicht auf, welche Seite wir bevorzugen, höchstens im Urlaub oder wenn auf Reisen in Hotels übernachtet wird. Sicher sind es auch pragmatische Gründe, die hier eine Rolle spielen: Bei Paaren mit Kindern tendieren die Frauen eher zur Türseite, weil sie so bei Bedarf leichter das Schlafzimmer verlassen können, um ein Kind zu versorgen. Dasselbe gilt für Personen, die nächtens regelmäßig auf die Toilette gehen. Doch jenseits dieser Gründe liegt ein Stückchen von dem, was wir bereits im Kapitel 4 diskutiert hatten: in Gefahrensituationen eher der Angriffs- (aktive) oder der (reaktive) Fluchttyp zu sein. Das Bett ist ein Ort der Geborgenheit, und daher ist es auch kein Wunder, wenn instinktiv jener Platz gewählt wird, der einem am meisten Schutz bietet. Dort lässt es sich bequemer und entspannter schlafen.

Im Gegensatz zu den Zubettgehzeiten sind die Aufstehzeiten strikter durch externe Zeitvorgaben geregelt; aufgestanden wird zu Zeitpunkten, die durch die Tagesplanung vorgegeben sind. Die morgendlichen Verrichtungen sind deutlich mehr ritualisiert und strukturiert als die abendlichen Tätigkeiten, die den Tag abschließen. Nach dem Aufstehen soll möglichst wenig Zeit vergeudet werden, und die Fahrt zur Arbeit oder die Kinder, die zur Schule gebracht werden müssen, dulden keinen Leerlauf. Hoffen wir, dass Sie gut geschlafen haben und ausgeruht, voller Energie und Tatendrang den Tag beginnen können.

Dass die Zeit, die zu zweit schlafend verbracht wird, leider auch eine Zeit des Ärgers, der Frustration und des Streits sein kann, davon handelt das nächste Kapitel.

Kapitel 7

> *»Natürlich, alte Männer schnarchen, alte Männer*
> *räuspern sich, alte Männer sind nichts anderes als*
> *Belästigungen auf zwei, meist zu dünnen, Beinen,*
> *erträglich nur für solche, die mit ihnen zusammen*
> *in die Jahre gekommen sind.«*
>
> (Aus: Jurek Becker: Amanda herzlos, Frankfurt am Main
> 1994, S. 160)

Auch wir wollten es genau wissen und haben unsere Paare danach befragt, wie oft ihre nächtliche Ruhe durch den Bettpartner gestört wurde. Ein Ergebnis unserer Paarschlaf-studie war ja, dass Frauen durch die Anwesenheit des Partners unruhiger schliefen. Doch bewusst wahrgenommen wurde das ganz anders, und in weniger als acht Prozent der gemein-sam verbrachten Nächte hatten Frauen einen konkreten Grund genannt, warum sie nicht schlafen konnten, bei den Männern waren es nicht einmal halb so viele Nächte. Interes-sant sind allerdings die angegebenen Gründe: Ein zu kleines Bett oder zu wenig Platz zum Schlafen wurden am häufigsten genannt, das Schnarchen des Partners am zweithäufigsten. Wenn, wie im Roman von Jurek Becker, Amanda nachts nicht schlafen kann, weil ihr Partner schnarcht, ist das leichter zu tolerieren, wenn es sich um ein seltenes Ereignis handelt. Und »Lesesitzungen« können ein probates Mittel sein, um solche Unannehmlichkeiten zu überbrücken. Regelmäßige Störun-gen des Schlafs hingegen lassen sich nicht so einfach ausblen-den und können als letzte Konsequenz getrennte Schlafzim-mer zur Folge haben. Was das Schlafen zu zweit bereits von

Anfang an belasten kann, sind die kleinen Unannehmlichkeiten des Schlafzimmer-Alltags: Sie will noch lesen, während er bereits schlafen möchte; ihr ist es zu kalt im Schlafzimmer – er kann nur bei Frischluft schlafen; warum muss sie immer nach dem Kind schauen, wo er doch morgen frei hat! Um die »kleinen Unannehmlichkeiten«, die das alltägliche Zusammenschlafen mit sich bringen, geht es in diesem Kapitel. Auch wenn die Liste sich beliebig erweitern und mit Anekdoten und Skurrilitäten würzen ließe beschränken wir uns auf die »trockenen« Fakten und versuchen zu klären, ob es sich bei einigen zwar lästigen, aber anscheinend harmlosen Eigenheiten im Schlafverhalten des Partners nicht auch um eine schwerwiegende Schlafstörung handelt.

Was Frau/Mann um den Schlaf bringt …

Dass bei den von uns befragten Paaren nur wenige Nächte durch den Bettpartner gestört wurden, ist eine Überraschung, denn ähnliche Studien finden wesentlich höhere Prozentsätze. Kann damit schon Entwarnung gegeben werden, und ist alles nur halb so schlimm? Ein größeres Bett wird doch auch irgendwann einmal leistbar sein! Nicht ganz. Der geringe Prozentsatz an gestörten Nächten in unserer Studie hängt damit zusammen, dass die Stichprobe aus jungen, ausgesucht guten Schläfern bestand. Die Versuchspersonen waren zwischen 20 und 30 Jahre alt, und in dieser Altersgruppe sind Klagen über gestörten Schlaf äußerst selten. Was ebenfalls eine Rolle spielt, ist die Dauer der Partnerschaft. Bei unseren Paaren war die Beziehung im Durchschnitt etwa fünf Monate jung. Dieser Zeitpunkt war von uns bewusst gewählt worden, weil dann allmählich die Periode des »Intensiv-verliebt-Seins« endet und in die Phase der Beziehungskonsolidierung übergeht. Auf der Wahrnehmungsebene bedeutet das: Der Partner wird ab nun nicht mehr ausschließlich durch die »rosarote Brille« gesehen, sondern etwas kritischer unter die Lupe genommen. Ins Zentrum rücken die »großen Themen« einer Beziehung, und Fragen wie »Passen wir überhaupt zusammen?«, »Können wir miteinander?« bescheren so manche schlaflose Nacht.

Woran ich mich nicht gewöhnen kann ...

»Am Anfang unserer Beziehung war es völlig egal, wo wir schliefen. Wir hatten zunächst nur eine schmale Couch, und keiner von uns beiden hatte sich damals je beschwert, dass zu wenig Platz zum Schlafen da sei. Klar hat er auch damals schon manchmal geschnarcht oder war unruhig in der Nacht! Aber gestört hat mich das nie. Heute ist das etwas anderes. Ob das normal ist nach dreißig Jahren Ehe, weiß ich nicht: Aber ich würde schon lieber alleine schlafen. Vor Kurzem musste ich ins Krankenhaus, und so gut wie dort habe ich schon lange nicht mehr geschlafen! Und da ist mir auch aufgefallen, wie oft ich in der Nacht aufwache, weil H... unruhig ist oder schnarcht. Er merkt das meist gar nicht, dass ich wach bin, und manchmal bin ich schon in der Nacht aufgestanden, um im Wohnzimmer zu schlafen. Doch da gab's am nächsten Tag immer einen ziemlichen Streit! Mein Mann würde getrennte Schlafzimmer niemals akzeptieren! Aber wenn ich die Wahl hätte ...«

> *(Anna, 62 Jahre, Hausfrau und seit mehr als 30 Jahren verheiratet)*

Der Schlaf von Frauen ist leichter störbar, und sie reagieren auch sensibler auf die Anwesenheit eines Partners. So lassen sich die Ergebnisse zahlreicher Studien zusammenfassen. Als Gründe werden sowohl die Art, wie Frauen mit Stresssituationen umgehen, als auch schlafphysiologische Gründe angeführt. Die britische Soziologin Sue Venn fand in einer Studie an 40 heterosexuellen Paaren noch eine andere Erklärung. Der Schlaf und das Schlafzimmer sind für Frauen emotional wesentlich stärker besetzt als für Männer. Als Bereich zum Wohlfühlen legen sie beim Schlafzimmer sehr viel mehr Wert auf eine gute Atmosphäre. Hier soll auch dann alles stimmen, von der Beleuchtung über die Temperatur bis hin zum Bettzeug. Männer hingegen sehen den Schlaf in erster Linie als Notwendigkeit an, der zwar gewisser grundsätzlicher Dinge wie eines Betts und einer ruhigen Umgebung bedarf, alles andere ist egal. Eine weitere Beobachtung der britischen Soziologin: Um ungestört schlafen zu können, wechseln Frauen häufiger ihren Schlafplatz als Männer, und der schnarchende Partner wird seltener geweckt.

Das Bett und die Matratze

Eine angenehme und entspannte Schlafzimmeratmosphäre fördert das Einschlafen und verbessert die Schlafqualität. Empfehlungen von Wohnberatern oder »Feng-Shui«-Spezialisten können sehr hilfreich sein, doch entscheidend ist, ob sich das Paar in seinem Schlafzimmer wohlfühlt. Das wichtigste sind ohne Zweifel Bett und Matratze. Ob die Entscheidung auf ein Bettgestell aus Holz oder Metall fällt, ist letztendlich eine Geschmackssache, wesentlich ist die Größe des Betts. Ideal für den Paarschlaf sind Bettengrößen ab 150 cm. Laut Erfahrungen von Bettenverkäufern wird die Matratze meist mit dem Bettgestell mitgekauft (siehe Kasten), sollte aber trotzdem vor der Kaufentscheidung ausführlich ausprobiert werden, und zwar von beiden Partnern. Schlafmediziner empfehlen, für Paare zwei getrennte Matratzen zu kaufen, doch die sind aufgrund der »Besucherritze« bei Paaren sehr unbeliebt. Die ideale Matratze für das Schlafen zu zweit gibt es wahrscheinlich noch nicht, sie sollte aber zumindest ein paar Anforderungen erfüllen: Das Material soll möglichst keine Körperbewegungen an den Partner »weiterleiten« und »punktelastische« Eigenschaften haben. Dadurch passt sich die Matratze besser an den Körper an, und ein Mitschwingen wird verhindert. Und schließlich soll Matratze wie Bettdecke aus Materialien bestehen, die Körperfeuchtigkeit aufnehmen können und dadurch das Mikroklima im Bett angenehm machen.

Das Verhalten von Paaren beim Bettenkauf

Dass ein gutes Bett eine wichtige Voraussetzung für erholsamen Schlaf ist, wird niemand anzweifeln, schon gar nicht jemand, der einmal eine Nacht auf einer harten Bank in einem Warteraum oder in einem unbequemen Zugabteil zugebracht hat. Ein ausreichend großes Bett und die richtige Matratze sind gerade beim Schlafen zu zweit das A und O. Das sehen vor allem Frauen so und informieren sich ausführlich über neue Matratzentrends und Bettenlösungen. Männer hingegen sind da eher zögerlich und entwickeln in Sachen Schlafkultur wenig Initiative und Ideen. Man(n) geht zwar mit, wenn Frau zum Probeliegen und zur Komforttestung die Betten- und Einrichtungshäuser systematisch durchforstet, doch wach werden Männer erst dann, wenn es ums Kaufen geht. Da werden sie oft kleinlich, knauserig und versuchen, durch das Vergleichen technischer Details die Kaufentscheidung hinauszuzögern. »Kaufentscheidend sind Bequemlichkeit und das Preis-Leistungs-Verhältnis«, meint Dorothea Entholzer, Expertin in Sachen Schlafkomfort in einem der führenden österreichischen Einrichtungshäuser. Auch lassen sich klare Altersunterschiede beobachten: Jüngere Paare suchen Trendiges und Modisches. Für ältere Paare zählt bei Matratzen der Liegekomfort und die Qualität und

beim Bett die Höhe, damit sich's leichter aufstehen lässt.
Einigkeit herrscht allerdings in Sachen Größe des Betts und
der Matratze. Gefragt sind fast ausschließlich große Betten
(180 cm und mehr) und durchgehende Matratzen. Nur ja
kein Spalt! Selbst ältere Frauen, die sich zur Erleichterung des
Bettbeziehens lieber zwei getrennte Matratzen wünschen,
können sich da schwer durchsetzen. Ebenfalls *out* ist jede Art
von Metall, egal ob in Form von Springfedern, Taschenfeder-
kernsystemen oder Maschengeflechten. *In* hingegen ist alles,
was ein Antiallergie-Zertifikat aufweisen kann.
Und noch ein paar Trends: Unter Österreichs Paaren gilt die
Devise »Jedem seine eigene Decke!«. Daher ist das nächtliche Gerangel um das entscheidende Stückchen mehr an Stoff
kein Thema. Gewechselt werden Matratzen nicht vor zehn
Jahren, außer wenn die Beziehung zu Ende geht. Dann wird
allerdings alles neu gekauft – Bett und Matratze. Äußerst
beliebt sind nach wie vor die Bettzeugladen, und das letzte
Wort beim Einkauf haben doch die Männer: »Ja, mein
Schatz!«

Einschlafen nur miteinander?

»Mein Freund und ich haben total unterschiedliche Schlafgewohnheiten. Ich gehe meist schon um 23 Uhr ins Bett, spätestens aber um Mitternacht. Er kann vor eins, zwei nicht einschlafen, eben ein typischer Nachtmensch! Er hat viele Freunde und ist dann bis spät in der Nacht unterwegs. Bevor er zu
Hause ist, kann ich nicht richtig schlafen! Immer wieder
wache ich auf und bilde mir ein, er ist schon da! Wenn er dann
kommt, bin ich sofort wach, dann kuscheln wir ein bisserl und
ich kann dann prima schlafen!«

> *(Petra, 25 Jahre, Studentin, lebt seit einem Jahr mit ihrem
> Freund zusammen)*

Das Abstimmen von Zubettgeh- und Aufstehzeiten ist eine
große Herausforderung an das Schlafen zu zweit und kann bei
extremen Morgen- oder Abendtypen sehr viel Justierarbeit
und Kompromissbereitschaft fordern. In den ersten Jahren
oder in der Anfangsphase einer Beziehung ist die Bereitschaft
beider Partner größer, sich anzupassen und auf den Schlafrhythmus des Partners Rücksicht zu nehmen. Mit zunehmender Dauer einer Beziehung treten die persönlichen Vorlieben in puncto Schlafzeiten wieder mehr in den Vordergrund, denn Schlaf ist etwas sehr Egoistisches! Das Abstimmen der unterschiedlichen Bedürfnisse, Wünsche, Vorlieben
und Eigenheiten fordert von Paaren ein hohes Maß an Kompromissbereitschaft – ein Prozess, der die Dauerhaftigkeit
und Tragfähigkeit einer Beziehung wesentlich beeinflusst.

Auf Dauer nur getrennt!

»Jede Nacht mit meinem Freund zusammen zu schlafen, kann
ich mir auf Dauer nicht vorstellen! So, wie es jetzt ist, passt's!
Jeder hat seine eigene Wohnung – und ein Platz ganz für mich
ist mir sehr wichtig. Schon als Kind habe ich nicht vertragen,
wenn meine Freundinnen einmal bei mir übernachten wollten. Ich war immer froh, wenn die wieder weg waren! Ich
schlafe einfach besser, wenn ich alleine schlafe! Die Bewegungen und Geräusche stören mich so sehr, dass ich lange nicht
einschlafen kann, und wenn, dann hab ich das Gefühl, nicht
wirklich tief zu schlafen. Mein jetziger Freund hat dafür Verständnis, aber mein Ex war da ein richtiger Macho und wollt
immer nur eng umschlungen schlafen. Das hab ich auf Dauer
nicht ausgehalten!«

(Martha, 28, Studentin)

Getrennte Schlafzimmer und Betten sind für Paare zunehmend kein Tabuthema mehr. Immer öfter werden getrennte Schlafarrangements in Betracht gezogen, und das nicht aufgrund eines schnarchenden Partners. Das Doppelbett und der Paarschlaf sind das Produkt kulturhistorischer Prozesse und keine biologische Notwendigkeit, so das Fazit unserer Recherchen. Alternativen zum klassischen Paarschlaf im Doppelbett werden von Paaren immer häufiger ausprobiert, und der Fantasie sind da keine Grenzen gesetzt. Letztendlich wird jedes Paar für sich entscheiden müssen, wie es am besten schläft. Das Schlafen zu zweit hatte und hat Vorzüge und Vorteile und kann auch helfen, klinisch relevante Schlafstörungen beim Partner zu identifizieren. Vorbei sind aber die Zeiten, als noch galt: »Das Bett ist das Barometer der Ehe« (Honoré de Balzac). Getrennte Betten sind kein Indiz für eine schlechte oder gescheiterte Beziehung, sondern können ein Beweis dafür sein, dass es einem Paar gelungen ist, einen Kompromiss zu finden. Getrennte Betten und Schlafzimmer können daher auch ein deutliches und sichtbares Zeichen für eine lebendige und dynamische Beziehung sein.

Was Paare über Schlafstörungen wissen sollten

Schlafstörungen können eine Partnerschaft sehr belasten, insbesondere das chronische Schnarchen, das Schlafapnoe-Syndrom oder die REM-Schlaf-Verhaltensstörung. Das Syndrom der ruhelosen Beine, Alb- und Angstträume nehmen hier eine Zwischenstellung ein, da meist Frauen von der Krankheit betroffen sind und Frauen tendenziell mehr Rücksicht auf den Schlaf des Partners nehmen. Von Schlafstörungen, deren Auswirkungen auf den Partner und von Ansätzen zur Lösung dieser Probleme handeln die folgenden Abschnitte. Die Auswahl beschränkt sich auf einige wenige, aber häufige Schlafstörungen, die das Schlafen zu zweit sehr belasten können. Eines darf dabei aber nicht aus dem Blickpunkt verschwinden: die wichtige Rolle, die der Partner bei der Diagnose von Schlafstörungen spielt. Informationen über den gestörten Schlaf anzubieten steht hier im Vordergrund und nicht, den Partner als ein »Alien« vorzuführen oder gar zu verurteilen.

Schlaf und Stress

Nicht genug Schlaf zu bekommen ist Stress und, umgekehrt, Stress verursacht Schlafprobleme. Das ist, einfach ausgedrückt, eines der häufigsten Gründe dafür, dass der Schlaf seine Erholungsfunktion nicht erfüllen kann. Während des Schlafs wird normalerweise das sympathische Nervensystem heruntergefahren und gleichzeitig das vegetative Nervensystem aktiviert. Im Hintergrund laufen dabei eine Reihe von biochemischen Prozessen ab, wie z.B. die Freisetzung verschiedener Hormone, die den Ablauf des Schlafs und den Wechsel von Leichtschlaf, Tiefschlaf und REM-Schlaf mit bestimmen. Ungefähr eine Stunde vor dem Aufwachen werden Hormone freigesetzt (*Glukokortikoide*), die dann das Aufwachen mit bewirken. Einige der Hormone, die an der Schlafregulation beteiligt sind, spielen auch eine wesentliche Rolle bei der Regulation von Stress. Das ist auch ein Grund dafür, dass erhöhter Stress auch Auswirkungen auf den Schlaf hat.

Die soziale Rolle als Hausfrau und Mutter und zunehmend die Doppel- und Mehrfachbelastung durch eine Berufsausübung tragen dazu bei, dass Stress und Müdigkeit bei Frauen zunehmen. Frauen sorgen auch nächtens für das emotionale Wohl der Familie und betreuen Kinder und pflegebedürftige Familienmitglieder. Daher akzeptieren Frauen ein Nicht-ausgeschlafen-Sein und Tagesmüdigkeit als normale Begleiter-

scheinungen ihrer Rolle als Hausfrau und Mutter. Bei verhei
rateten älteren Frauen spiegelt die Schlafqualität nicht selten
die Qualität ihrer Partnerschaft wider. Das Schlafzimmer
kann dann zu einer Kampfarena werden, vor allem, wenn
einer der Partner die »Macht« hat, den Schlaf des anderen
jederzeit zu beenden bzw. zu beeinflussen. Langes Lesen vor
dem Einschlafen oder der Wunsch nach Gesprächen mitten
in der Nacht sind typische »unbewusste« Machtstrategien, um
dem Partner die Nachtruhe zu rauben. Der Wunsch, endlich
alleine und ungestört zu sein, ist dann zwar verständlich, doch
löst er das Problem nicht. Gerade der Verlust eines Partners,
ob durch Scheidung oder Tod, ist für viele und vor allem für
ältere Menschen eine sehr belastende Stresssituation und
nicht selten mit ein Grund für chronische Schlafstörungen.

Der Feind in meinem Bett – mangelndes Verständnis

Klagen über nicht erholsamen Schlaf werden von Frauen
deutlich häufiger geäußert als von Männern. Das spiegelt sich
auch in allen Umfragen wider, egal ob in Europa oder den
USA. Die Gründe dafür sind vielfältig; im Kapitel 4 wurden
einige Erklärungsmodelle vorgestellt. Die Schlafprobleme
verstärken sich, wenn es von Seiten des Partners dafür wenig
Verständnis gibt:
»Das ist auch ein Teil meines Problems: Ich liege die ganze
Nacht wach neben ihm und beobachte, wie er tief und fest
schläft. Und er bekommt es gar nicht mit, dass ich die ganze
Nacht wach liege. Er legt sich hin, schläft sofort ein und basta!
Ich finde das so ungerecht! Am nächsten Morgen krieg ich
dann zu hören: Ich weiß nicht, was du wieder hast! Ich schlafe
super in unserem Schlafzimmer! Das wirst du doch wohl auch
können …«
    (Maria, 58 Jahre)

Die Schlafstörung eines Partners hat immer auch Auswirkungen auf den anderen. Entweder direkt, indem sich die Schlafstörung unmittelbar auf den Schlaf des anderen Partners auswirkt; Schnarchen ist dafür ein Beispiel. Oder indirekt, durch die negativen Auswirkungen von nicht erholsamem Schlaf und Schlaflosigkeit auf die Emotionalität und die psychische Leistungsfähigkeit. Die Folgen sind Gereiztheit, geringe Stress- und Frustrationstoleranz, Aufmerksamkeits- und Konzentrationsstörungen. Kommen dazu noch Unverständnis und Ignoranz von Seiten des Partners, dann sind Konflikte in der Partnerschaft vorprogrammiert.

Insomnie – gibt es das überhaupt?

Streng genommen bedeutet »Insomnie« Schlaflosigkeit, und die gibt es äußerst selten. Gemeint ist hier ein chronischer Schlafmangel, der eine deutlich verringerte Gesamtschlafzeit zur Folge hat. Die Betroffenen erreichen im Extremfall weniger als die Hälfte ihrer üblichen Schlafzeit, verursacht durch lange Einschlafzeiten, häufige nächtliche Wachphasen und vorzeitiges Aufwachen am Morgen. Frauen sind wesentlich häufiger von dieser Schlafstörung betroffen als Männer. Mit einem Anteil zwischen 10 und 27 Prozent an der Gesamtbevölkerung ist es eine der häufigsten Schlafstörungen. Die Ursachen einer Insomnie können sehr verschieden sein und reichen von hormonellen Schwankungen (z. B. Menstruationszyklus, Wechsel) bis hin zu psychischen Störungen (z. B. Depressionen). Trotz zahlreicher Studien wissen wir nicht, ob der Schlaf von Frauen störbarer ist als der von Männern oder ob Frauen auf gestörten Schlaf sensitiver reagieren. Auch ist nicht geklärt, ob Alterungsprozesse den Schlaf von Frauen wesentlich mehr verändern als den von Männern.

Schlaf und Depression

Frauen haben eine fast doppelt so hohe Wahrscheinlichkeit wie Männer, an Depressionen oder an einer Angststörung zu erkranken. Bei beiden Krankheitsbildern sind Schlafstörungen sehr häufig, und etwa drei Viertel der an schwerer Depression Erkrankten klagen über Schlafstörungen. Aber auch darüber sind sich Experten einig: Schlaflosigkeit ist ein Risikofaktor für das Entstehen einer Depression und sollte daher möglichst früh behandelt werden. Einige Formen der Depression äußern sich auch in einem übermäßigen Schlafbedürfnis (Hypersomnie). Neben der medikamentösen Therapie hat sich bei der Behandlung von Depressionen auch die Schlafentzugstherapie als wirksam herausgestellt.

Strategien für das Leben mit gestörtem Schlaf

Gerade bei Personen mit Schlafstörungen sind geregelte Zubettgeh- und Aufstehzeiten von besonderer Bedeutung. Selbst wer tagsüber hundemüde ist, weil in der Nacht davor kein Auge zugetan wurde, sollte sich kein Nickerchen gönnen, sondern den Schlaf bis zum Abend aufsparen. Dadurch wird genügend Schlafdruck aufgebaut, und das kann ein rasches Einschlafen fördern. Bettrituale helfen ebenfalls, den Organismus auf Schlafzeit einzustellen, und alles, was entspannend wirkt, ist willkommen: Ein heißes Bad, lesen, entspannende Musik hören oder kuscheln zählen genauso dazu wie Entspannungstees. Am späten Abend oder bereits im Bett sollten Gespräche mit dem Partner nicht mehr zum Lösen von Problemen dienen. Dafür ist am nächsten Tag auch noch Gelegenheit. Die Zeit im Bett sollte ausschließlich für den Schlaf reserviert sein; Fernsehen, Essen oder langes Lesen im Bett sollte vermieden werden. Schlafmediziner empfehlen, bei längerem Wachliegen das Bett zu verlassen und sich erst dann wieder hinzulegen, wenn der Schlafdruck deutlich spürbar ist.

Qualvolles Einschlafen durch »Unruhige Beine«

Das Syndrom der unruhigen Beine (*englisch* »Restless Legs«, abgekürzt RLS) betrifft deutlich mehr Frauen. Sechs bis dreizehn Prozent der Frauen sind davon betroffen, Tendenz steigend mit zunehmendem Alter. Bei Männern ist der Prozentsatz nicht einmal halb so groß. Die Symptome des RLS beginnen häufig in der Schwangerschaft und können auch aufgrund von Eisenmangel verursacht werden. Die Beschwerden treten meist gegen Abend auf, beginnen mit Kribbeln oder Brennen in den Waden und verschwinden, wenn die Knie angezogen oder die Beine bewegt werden. Die Wärme unter der Bettdecke verstärkt diesen unangenehmen, sogar schmerzhaften Bewegungsdrang. Es hilft nur mehr eines: Raus aus dem Bett, ein kaltes Fußbad oder stundenlang in der Wohnung herumwandern. Die Ursachen für diese Störung dürften genetisch bedingt sein; *Dopamin*, eine chemische Substanz, die im Gehirn zur Nervenimpulsweiterleitung dient, ist mit daran beteiligt. Das Symptom der Ruhelosen Beine kann daher medikamentös gut behandelt werden; beim Verdacht auf ein RLS sollte daher möglichst rasch ein Schlafexperte aufgesucht werden.

Albträume

Alb- und Angstträume sind etwas häufiger bei jungen Mädchen, ansonsten sind davon Frauen und Männer etwa gleich häufig betroffen. Das Auftreten von Albträumen wird durch belastende Lebensereignisse verstärkt, insbesondere als Spätfolge traumatisierender Erlebnisse. Frauen berichten immer wieder, dass die Abwesenheit des Partners die Angst vor Albträumen verstärken kann. Ob sich dadurch tatsächlich die Albtraumhäufigkeit steigert, ist nicht bekannt. Die Anwesenheit des Partners wirkt auf alle Fälle beruhigend und verringert zumindest die Angst- und Spannungsgefühle vor dem Einschlafen.

REM-Schlaf-Verhaltensstörung

Die REM-Schlaf-Verhaltensstörung ist eine seltene, aber in ihrer Ausdrucksform sehr vehemente Schlafstörung, die noch dazu häufig mit epileptischen Anfällen verwechselt wird. Bei dieser Erkrankung kommt es nicht zu einer Blockade der Muskulatur während des REM-Schlafs, und der Betroffene reagiert auf seine Träume und lebt diese aus. Am Anfang der Erkrankung nimmt der Partner nur Zuckungen oder leichte Körperbewegungen wahr, die gehäuft in der zweiten Nachthälfte vorkommen. Beim Fortschreiten der Erkrankung wird um sich geschlagen; es ist auch schon vorgekommen, dass der Bettpartner attackiert, geschlagen und gewürgt wurde. Diese wenigen Fälle haben dazu geführt, dass die Betroffenen in den Medien als »Gewaltschläfer« bezeichnet werden, ein Begriff, der nicht verwendet werden sollte. Die REM-Schlaf-Verhaltensstörung betrifft fast ausschließlich ältere Männer; Frauen haben ein etwa neunfach geringeres Risiko, an dieser Störung zu erkranken. Doch es werden immer mehr Fälle bekannt, und Experten rechnen mit einem deutlichen Anstieg in den nächsten Jahrzehnten. Wie es zu dieser Erkrankung kommt, ist nicht bekannt, es gibt jedoch Parallelen zur Parkinson-Krankheit. Die REM-Schlaf-Verhaltensstörung wird ausschließlich medikamentös behandelt.

Schnarchen und Atemaussetzer

Schnarchen tritt häufiger bei Männern auf, bei Frauen meist erst ab der Menopause. Eine hormonelle Beteiligung an dieser Störung ist deshalb wahrscheinlich. Anatomisch wird das Schnarchen durch ein besonders weiches Gaumensegel begünstigt. Lautes Schnarchen kann die Lautstärke einer normalen Unterhaltung überschreiten (etwa 45 Dezibel Schalldruck) und ist einer der häufigsten Gründe für einen nicht sehr erholsamen Schlaf des Bettpartners oder in Extremfällen auch der Nachbarn. Auf Schnarchen verstärkend wirkt sich vieles aus: Alkohol, Zigaretten, verschiedene Medikamente, Infektionskrankheiten. Abhilfe gegen das Schnarchen kann eine andere Schlafposition bewirken. In Rückenlage wird tendenziell mehr geschnarcht, in Seitenlage weniger.

Vom gewöhnlichen Schnarchen (auch habituelles Schnarchen genannt), unter dem gelegentlich fast jeder, regelmäßig ein Drittel der männlichen Bevölkerung, leidet, unterscheidet die Schlafmedizin noch das Schnarchen in Verbindung mit Atemaussetzern. Die Kombination aus beiden Symptomen wird als obstruktives Schlafapnoe-Syndrom (abgekürzt OSAS) bezeichnet und bewirkt eine dramatische Veränderung des Schlafverhaltens. Ein plötzliches Aussetzen der Atmung, das bis zu zwei, drei Minuten andauern kann, wird durch ein lautes Nach-Luft-Schnappen beendet. Diese Vorgänge können sich mehrmals pro Stunde wiederholen (zehn und mehr solcher Ereignisse sind für den Schlafmediziner bereits ein Alarmzeichen) und haben schwerwiegende Folgen für den Schlaf. Die kurzen Atemstillstände unterbrechen den Schlaf, und der Schläfer erreicht kaum mehr den für die Regeneration des Körpers wichtigen Tiefschlaf. Die Konsequenzen sind Tagesmüdigkeit, Einschlafen bei jeder sich bietenden Gelegenheit und, als Spätfolgen, Herz-Kreislauf-

Erkrankungen. Der Betroffene bemerkt meist gar nicht die zahlreichen kurzen Unterbrechungen des Nachtschlafs, und fast immer sind es die besorgten Partnerinnen, die zu einem Arztbesuch drängen. Schnarchen mit Atemaussetzer gehören auf alle Fälle in einem Schlaflabor untersucht und therapiert. Zwar sind Männer fast doppelt so häufig von dieser Schlafstörung betroffen (4 Prozent der Gesamtbevölkerung), doch steigt der Anteil der Frauen nach der Menopause rapide an. Vor zehn Jahren wurde noch ein Verhältnis von 10:1 zwischen Männern und Frauen gefunden, neuere Studien berichten bereits von einem Verhältnis von 4:1 bzw. sogar 2:1. Aktuelle Studien belegen auch, dass sich ein OSAS bei Frauen anders zeigt als bei Männern. Steht bei diesen lautes Schnarchen im Vordergrund, so ist OSAS bei Frauen wesentlich häufiger mit starkem Übergewicht verbunden, vor allem bei Frauen kurz vor der Menopause. Auch dürften Frauen öfter als depressiv fehldiagnostiziert werden, denn OSAS-Symptome wie Tagesmüdigkeit, Erschöpfung, morgendliche Kopfschmerzen, Ängstlichkeit usw. können auch Symptome einer Depression sein. Der rapide Anstieg des Obstruktiven Schlafapnoe-Syndroms bei Frauen nach der Menopause ist ein deutlicher Hinweis, dass hormonelle Faktoren als Ursache für diese Schlafstörung eine entscheidende Rolle spielen.

Therapiemöglichkeiten beim Schlafapnoe-Syndrom

Bei Erhebungen zur Partnerschaftszufriedenheit bei Schlafapnoe-Patienten zeigen sich deutlich die negativen Konsequenzen: Verheiratete Patienten sind wesentlich depressiver, sozial isolierter und erschöpfter als eine Vergleichsgruppe von Schlafgesunden. Eine wirksame Therapie ist daher auch aus der Sicht der Betroffenen wünschenswert.

In den letzten Jahrzehnten konnten eine Reihe sehr effizienter Therapiemöglichkeiten entwickelt werden, die als Einzelmaßnahmen oder durch Kombination mehrerer Therapieansätze die Symptome der Schlafapnoe zum Verschwinden bringen können. In einem ersten Schritt kann durch Gewichtsreduktion und durch Änderung des Lebensstils (wenig bis kein Alkohol am Abend, Vorsicht bei Medikamenten) die Häufigkeit der Symptome reduziert werden. Bei leichten Formen der Schlafapnoe hilft auch eine Veränderung der Schlafposition. Dafür werden spezielle Körperlagetrainings angeboten, um zum Beispiel das Schlafen in Rückenlage zu vermeiden. In einem weiteren Schritt kann auf ein paar wirksame Medikamente zurückgegriffen werden, allerdings sind Erfolge nur bei milden Formen von Schlafapnoe erzielt worden. Bei einem schweren Schlafapnoe-Syndrom hilft einzig und allein eine »kontinuierliche nasale Überdruckbeatmung« (*englisch* Continuous Positive Airway Pressure; abgekürzt CPAP). Dem Patienten wird über eine Maske kontinuierlich Luft zugeführt und somit das Atmen während des Schlafens erleichtert. Der ununterbrochene Luftstrom verhindert dadurch, dass es im Schlaf durch eine Erschlaffung der Muskulatur der Luftröhre zu Atemnot und Weckreaktionen kommt. Die Beatmungstherapie ist die effizienteste Methode, um das Schlafapnoe-Syndrom zu behandeln, allerdings muss das Gerät jede Nacht verwendet werden, ansonsten kommen die Beschwerden wieder.

Als Maßnahmen gegen das primäre Schnarchen (Schnarchen ohne Atemstillstände) helfen ebenfalls Lagetraining, Reduktion des Alkoholkonsums, Schnarchbinden oder Schnarchbandagen (Binden, die den Kiefer beim Schlafen geschlossen halten) oder, als letzte Möglichkeit, chirurgische Eingriffe, die Behinderungen des Atemflusses in Nase (Nasenscheidewandverkrümmungen) und Rachen (zu große Mandeln) beseitigen.

Das Schlafen zu zweit –
die optimale Schlafbedingung?

Das Schlafen zu zweit ist nach wie vor das populärste Schlafarrangement. Als Produkt kulturhistorischer Prozesse ist der Paarschlaf damit weniger biologisches Bedürfnis als »Lebensstil« und wird immer mehr auch zu einer Verhandlungssache von Paaren. Zeichen für diese Veränderungen lassen sich bereits ausmachen: Getrennte Betten und Schlafzimmer sind kein Tabu mehr und werden immer häufiger als Alternative zum gemeinsamen Schlafzimmer diskutiert. Das Doppelbett in seiner klassischen Form als der Schlafplatz eines verheirateten Paares wird zusehends durch eine Fülle von zeitlich begrenzten und durch die momentanen Lebensumstände geprägten Schlafarrangements abgelöst. Jugendliche schlafen anders als frisch verliebte Paare, studentische Lebensgemeinschaften unterscheiden sich deutlich von jungen Familien, und die Schlafgewohnheiten von Berufstätigen sind wiederum nicht zu vergleichen mit denen von Pensionären. In der westlichen Schlafkultur ist sehr viel in Bewegung geraten, und die »guten alten Schlafsitten«, zu denen auch der Paarschlaf zählt, geraten unter Druck. Im Mittelpunkt dieses Kapitels standen die Probleme und negativen Auswirkungen, die das Schlafen zu zweit mit sich bringen. Versuchen wir diese hier kurz zusammenzufassen.

Das Schlafen ist für Frauen ein sinnlich-emotionales Erlebnis, eingebettet in ein komplexes System, in dem der Schlafatmosphäre und der Ausstattung des Schlafraums eine wichtige Bedeutung zukommt (Stichwort: »Schönheitsschlaf«). Ein Schlafraum muss für Frauen nicht nur in puncto Schlafkomfort ein Optimum bieten, sondern auch bezüglich Farbgestaltung, Temperatur, Licht und Auswahl der Bettwäsche atmosphärisch stimmig sein. Schlafen bedeutet für Männer in erster Linie, ein biologisches Grundbedürfnis zu befriedigen, und alles, was darüber hinausgeht, ist von geringem Interesse. Das hat zur Folge, dass Männer sich durch einen nicht »optimalen« Schlafplatz weniger irritiert zeigen als Frauen und trotz atmosphärischer Defizite gut schlafen.

Der Schlaf von Frauen ist irritierbarer und durch die Anwesenheit eines Bettpartners leichter störbar, als das bei Männern der Fall ist. Die Gründe dafür sind komplex, und die Erklärungsversuche reichen von psychologischen Konzepten (siehe »Monitor-Typ«) über soziokulturelle Ansätze (Mehrfachbelastung durch die Rolle der Frau in der Familie) bis hin zu evolutionsbiologischen Erklärungen (die Rolle der Frau als Mutter). Männer hingegen schlafen in Anwesenheit einer Bettpartnerin besser und profitieren davon sowohl auf physiologischer als auch auf emotionaler Ebene.

Diese Beispiele lassen sehr deutlich erkennen, dass die negativen Auswirkungen des Schlafens zu zweit für Frauen größer sind als für Männer. Trotzdem sind es in der Mehrheit Frauen, die der Meinung sind, dass sie ihre Schlafzeit angenehmer und emotional befriedigender neben einem Partner verbringen. Männer hingegen, und das, obwohl sie »objektiv« mehr von diesem Schlafarrangement profitieren, sind da weniger enthusiastisch. Der Prozentsatz der Paarschlaf-Befürworter ist unter Männern geringer. Die Gründe dafür sind uns nicht bekannt, es ist aber zu vermuten, dass Männer sich der positiven Auswirkungen des Paarschlafs durchaus bewusst sind, es aber weniger artikulieren wollen und müssen. Zum Rollenbild eines starken und tatkräftigen »tough guy« passt es nun einmal nicht, sich über seinen Schlaf und über Bettzeug und Kopfkissen Gedanken zu machen. Man(n) schläft einfach – alles andere ist unnötiger Luxus! Dazu kommt, dass in einer (noch immer) männlich dominierten Gesellschaft auch das Thema Schlaf und Schlafarrangements von männlichen Vorstellungen geprägt ist. Macht bedeutet auch zu bestimmen wie, wann, wo und mit wem geschlafen wird. Welche Auswirkungen oder Nachteile sich daraus für den Einzelnen ergeben, ist nicht Thema derjenigen, die Macht besitzen.

Das Schlafen zu zweit ist kein starres System, das, hat es sich einmal etabliert, für Jahre oder Jahrzehnte konstant bleibt. Selbst wenn Paare darüber berichten, dass sie tagaus, tagein immer dieselben stereotypen Zubettgeh- und Aufstehrituale praktizieren: Schlafen ist ein dynamischer Prozess, der von vielen Faktoren wie Alter, Geschlecht, dem Grad der Beschäftigung, vom Wochentag, ja selbst von klimatischen Schwankungen beeinflusst wird. Wenn zwei beieinander schlafen, so muss permanent ein Kompromiss zwischen dem egoistischen Bedürfnis nach Schlaf und der Erholung beider Partner gefunden werden. Dies gelingt in der Regel, ohne viel Aufhebens zu machen. Paare diskutieren untereinander nicht oft über das Thema Schlaf, ist das Ergebnis einer Umfrage, und wenn, dann können sie sich nur sehr vage an den Grund erinnern. Zum Thema wird der Schlaf erst dann, wenn ein Partner den anderen durch »Eigenheiten« wie Schnarchen oder Unruhe stört. Gestörter Schlaf hat Auswirkungen auf die Emotionalität und Leistungsfähigkeit des Betroffenen und in der Folge auch Auswirkungen auf die Partnerschaft. Hinter diesen Unannehmlichkeiten verbirgt sich aber nicht selten eine schwerwiegende Schlafstörung, die behandelt werden muss. Der Partner spielt bei der Diagnose und auch bei der Therapie von Schlafstörungen eine sehr wichtige Rolle, die von der Schlafmedizin noch nicht genügend gewürdigt wird. Wie dynamisch und flexibel das Schlafen zu zweit sein kann, stellt sich spätestens dann heraus, wenn die traute Zweisamkeit durch andere »Mitschläfer« bedroht wird. Das können Kinder sein, die bei Mama und Papa schlafen wollen, oder aber Haustiere. Welche Konsequenzen sich daraus für den Paarschlaf ergeben, davon handelt das nächste Kapitel.

Kapitel 8

»Sie gingen wieder zu ihrem Bett
und legten sich dort nieder,
von einander entfernt,
ganz so wie zwei Männer,
aber nicht wie Mann und Frau ...
Da lagen die beiden Körper
in ungewohnter Lage
zudem hatte Tristan gelegt
sein bloßes Schwert zwischen sie.«

(Gottfried von Straßburg: Tristan. Vers 17405;
3. durchges. Aufl., Stuttgart 1985, S. 449 f.)

Selbst wenn Schlafarrangements mit Schwertern oder ähnlichem Gerät in unseren Kulturen zu Beginn des 21. Jahrhunderts nicht mehr sehr verbreitet sind, dürfen wir nicht den Fehler machen zu glauben, nur ein selig schlummerndes Paar im Bett anzutreffen. Vielen Paaren genügt die traute Bett-Zweisamkeit nicht, und so findet sich zwischen Bettdecke und Kopfkissen ein buntes Potpourri von all dem, was einem lieb und teuer ist. Beiseitelassen wollen wir hier Teddybären, Puppen und ähnlich Kuscheliges und unser Augenmerk auf zwei nicht weniger niedliche, aber dafür entschieden mehr Raum fordernde Bettgänger lenken: Kleinkinder und Haustiere. Beiden gemein ist, dass sie nicht nur im Wachen ein hohes Maß an uneingeschränkter Aufmerksamkeit fordern, sondern vor allem dann, wenn wir sehnlich nur einen Wunsch hegen: in Ruhe schlafen zu können.

Wer glaubt, es genüge vollkommen, sich auf die Schlafgewohnheiten seines Lebenspartners einzustellen, der irrt. Jeder weitere Mitschläfer, egal ob Kind oder Haustier, beeinflusst nachhaltig den Schlaf aller Anwesenden. Deutlich wird dies dann, wenn sich die Schlafrhythmen der Mitschläfer wesentlich voneinander unterscheiden. In den vorangegangenen Kapiteln war bereits die Rede von Morgen- und Abendmenschen, von Kurz- und Langschläfern und den Problemen, die sich daraus für den Paarschlaf ergeben.

Bei Kindern tritt dieser Interessenskonflikt zwischen dem eigenen Schlafbedürfnis und dem der Eltern besonders deutlich zutage. Vor allem Kleinkinder und Eltern zeigen ein fast gegenläufiges Schlafprofil: Charakteristisch für den Schlaf von Erwachsenen ist der hohe Tiefschlafanteil zu Beginn der Nacht. Säuglinge hingegen haben hier mehr REM-Schlaf, den die Eltern wiederum vermehrt in den Morgenstunden zeigen. Auch ist das Verhältnis von NonREM-Schlaf zu REM-Schlaf völlig verschieden: bei Erwachsenen ist der Anteil ca. 80:20, ein Säugling hingegen verbringt sehr viel mehr Zeit im REM-Schlaf (das Verhältnis NonREM-Schlaf zu REM-Schlaf ist nahezu ausgeglichen).

Haustiere hingegen und hier vor allem Katzen zeigen meist eine wesentlich andere Verteilung der Aktivitäts-Ruhephasen. Die Schlafzeiten können wesentlich kürzer sein und im Tagesverlauf zu ganz unterschiedlichen Zeiten auftreten. In der Nacht aktiv zu sein und herumzustreunen ist für Katzen selbstverständlich, Hunde hingegen sind etwas pflegeleichter und übernehmen im Laufe der Jahre meist den Schlafrhythmus ihrer Besitzer.

Schlafen mehrere Personen oder Mensch und Tier gemeinsam, so unterscheidet die Schlafforschung zwei Situationen:

1. Es wird nur der Schlafraum oder Schlafplatz miteinander geteilt, nicht aber das Bett oder eine gemeinsame Unterlage. Typische Beispiele dafür sind das Übernachten in einem Schlafsaal oder das Dösen in Warteräumen. Diese Situation

wird im Englischen auch als »co-sleeping« bezeichnet, eine
adäquate Übersetzung ins Deutsche ist schwierig und könnte
am ehesten »gemeinsames Schlafen«, »Schlafen in Gruppen«
oder »Gruppenschlaf« lauten.
2. Wird nicht nur der Schlafraum, sondern auch das Bett oder
die Schlafunterlage miteinander geteilt (*englisch* »bed sharing«), so entsteht dadurch eine völlig neue Situation. Die körperliche Nähe der Schlafenden und die zusätzlichen Sinnes-
reize wie Geruch, Körperwärme und Berührung beeinflussen
wesentlich sowohl die Schlafdauer, die Verteilung der einzelnen Schlafperioden als auch die Schlafqualität. In den vorherigen Kapiteln wurde darüber bereits ausführlich berichtet.
Die Häufigkeit und die Verteilung beider Schlafarrangements
sind sehr stark durch das kulturelle Umfeld geprägt, sodass in
der Fachliteratur regelrecht von »co-sleeping«- oder »bed-
sharing«- Gesellschaften gesprochen wird: Asien (Japan,
Bali), Mittel- und Südamerika gelten dafür als typische Beispiele.

Kinder im Bett der Eltern

Ob es für Kleinkinder besser ist, im Bett der Eltern zu schlafen oder doch nur im selben Schlafzimmer, darüber wird in
der einschlägigen Fachliteratur immer wieder heftig und kon-
trovers diskutiert. Kinderärzte und Schlafforscher streiten seit
dem Ende der 1960er-Jahre vehement um die Vor- und Nachteile der diversen Schlafarrangements, und bis heute sind sich
die Fachleute noch immer nicht ganz einig, welchem Schlafstil der Vorzug zu geben ist. Waren vor dreißig Jahren die
Befürworter des »Alleineschlafens im eigenen Zimmer« in
der Mehrzahl, so ist die Zahl der Befürworter des »Schlafens
im Bett der Eltern« seitdem ständig gestiegen. Leider wird die

Kontroverse nicht nur mit wissenschaftlichen oder sachlichen Argumenten geführt, sondern ist – historisch bedingt – stark ideologisch eingefärbt. Auch ist die Diskussion mit einigen anderen heißen Eisen der Kindeserziehung verwoben. Die Palette reicht vom Für und Wider des Stillens über die Ursachen des »plötzlichen Kindstods« und die verschiedenen Facetten sexuellen Missbrauchs von Kindern bis hin zur Alleinerzieherproblematik und der Gestaltung der Mutterschutzzeit. Dazu kommt noch das Erziehungsdilemma, in dem viele Eltern gefangen sind: Einerseits wollen sie dem Kind Nähe und Geborgenheit geben, andererseits soll sich ja das Kind möglichst früh zu einer selbstständigen Persönlichkeit entwickeln, das seine individuellen Bedürfnisse erkennt, sie artikuliert und umzusetzen lernt. Ein eigenes (Schlaf-) Zimmer wird dabei als ein wesentlicher Markstein auf dem Weg zur Eigenständigkeit angesehen. Auch wenn dieser Gelehrtenstreit einige neue Facetten zeigt, im Kern geht es um ein altes Problem.

Eine Jahrhunderte andauernde Kontroverse

Ein Blick in die Geschichte zeigt, dass dieses Thema immer schon Anlass zu Grundsatzdiskussionen und Polemiken aller Art gab. Überliefert ist die Empfehlung des heiligen Augustin aus dem 5. Jahrhundert, dass Eltern nicht mit ihren Kindern in einem gemeinsamen Bett schlafen sollen, da die Gefahr des nächtlichen »Überliegens« bzw. Erdrückens von Neugeborenen besteht. Diese Ansicht wurde von der katholischen Kirche im Wesentlichen bis ins 19. Jahrhundert beibehalten. Für viele, insbesondere wohlhabende Bürger stellte sich das Problem erst gar nicht, da deren Kinder meist sofort nach der Geburt in die Obhut von Kindermädchen gegeben wurden. Das Konzept der »romantischen Liebe« (ab dem Ende des

18. Jahrhunderts) als konstituierender Faktor von Zweierbeziehungen und als Basis für eine Ehe brachte mit sich, dass das liebende Paar nun ein eigenes Schlafzimmer bezog, getrennt vom Rest der Familie. Den Kindern, verbannt aus dem elterlichen Schlafgemach, wurde ebenfalls ein eigenes Zimmer zugeteilt.

Neue Gegenargumente für das gemeinsame Schlafen von Kindern und Eltern lieferte auch die Psychoanalyse mit dem Konzept der »Urszene«: Kinder, die ihre Eltern bei sexuellen Handlungen beobachten, könnten diese als Gewalthandlungen fehlinterpretieren und dadurch traumatisiert werden.

Diktaturen wie der Nationalsozialismus in Deutschland und Österreich fügten der Diskussion eine neue Facette hinzu, indem Kinder der elterlichen Obhut möglichst früh entzogen und in staatliche Erziehungs- und Ertüchtigungssysteme eingegliedert wurden. Eine starke individuelle Bindung an die Eltern wurde als Entwicklungsstörung (Schimpfwort: »Muttersöhnchen«) und letztlich als eine Gefahr der Schwächung des zentralistischen Machtstrebens angesehen.

Seit den 50er-Jahren sind Fragen der Kindererziehung fixer Bestandteil der Gesundheitsspalten von Printmedien (z. B. Dr. Spock) und neuerdings auch des Vorabendprogramms im Fernsehen (z. B. »Die Supernanny«). Im Mittelpunkt steht hier das Bemühen, aus dem Kind möglichst früh ein selbstständiges und unabhängiges Individuum zu formen. Grundtenor dabei aber ist, dass Eltern nicht die Sklaven ihrer Kinder werden sollen, ein Argument, das auch im angloamerikanischen Raum immer wieder in diesem Zusammenhang verwendet wird. Ein wesentlicher Schritt in Richtung Selbstständigkeit ist das Schlafen in einem eigenen Zimmer, zumindest in Europa und den USA herrscht darüber Einigkeit. Einige asiatische Kulturen sehen das völlig anders.

Soziokulturelle Einflüsse bestimmen das Schlafverhalten

1971 verglichen die Forscher Herbert Barry und Leonora Paxson das Schlafverhalten von Eltern und Kindern in verschiedenen Kulturkreisen. Das Ergebnis: In 79 Prozent der untersuchten Länder schliefen Eltern und Kinder im selben Raum, und davon teilten sich mehr als die Hälfte auch ein gemeinsames Bett. Vor allem in Gesellschaften, in denen Mütter auch tagsüber sehr engen Kontakt zu ihren Kindern halten – so nehmen balinesische Mütter ihre Kleinkinder während der ersten Lebensmonate überall hin mit –, ist körperliche Nähe auch im Schlaf selbstverständlich. Die Gepflogenheiten europäischer Eltern, ihren Kindern möglichst rasch einen eigenen Schlafraum zuzuweisen, stößt bei japanischen Müttern auf völliges Unverständnis. Schlafen in einem separaten Raum, getrennt vom Rest der Familie, wird als Ausgrenzung, Abschiebung und Isolation aufgefasst. Und obendrein noch während der Nacht, der Zeit der Finsternis, vor der sich Kinder sowieso schon fürchten!

Neben kulturellen Faktoren bestimmen auch der Industrialisierungsgrad eines Landes und der soziale Status der Familie deren Schlafgewohnheiten. Studien aus den USA und Europa zeigen, dass gemeinsames Schlafen von Eltern und Kindern vor allem in Gesellschaftsschichten mit geringeren ökonomischen Ressourcen und bei allein erziehenden Müttern häufiger praktiziert wird als bei typischen Mittel- und Oberschichtfamilien. Platzmangel und zu kleine Wohnungen sind dafür nicht ausschlaggebend. Selbst wenn genügend Zimmer vorhanden sind, schlafen italienische oder portugiesische Kinder wesentlich häufiger bei ihren Eltern als etwa finnische oder nordamerikanische Kinder. Unterschiedliche Auffassungen von der sozialen Rolle der Familie und cine engere Einbindung von Kindern in den Familienverband dürften für diesen Trend mitverantwortlich sein, oder die Macht der Gewohnheit. Denn Eltern schlafen deutlich häufiger bei ihren Kindern, wenn auch sie als Kind bei ihren Eltern geschlafen haben.

Mit zunehmendem Alter des Kindes wird das Schlafen bei den Eltern in fast allen untersuchten Kulturen seltener. Selbst in den Hochburgen des familiären Gruppenschlafs wie Asien und Südamerika werden ab dem fünften bis sechsten Lebensjahr die lieben Kleinen allmählich aus dem elterlichen Schlafzimmer verbannt, und nur mehr fünf bis zehn Prozent der schulpflichtigen Kinder übernachten regelmäßig bei ihren Eltern. Das heißt aber nicht, dass Kinder ab jetzt allein in einem eigenen Zimmer schlafen. Häufig teilen sie, getrennt nach dem Geschlecht, ein Bett mit Geschwistern oder schlafen im Zimmer der Großeltern (Japan). Ein eigenes Bett bekommen viele Jugendliche erst mit dem Beginn der Pubertät.

Schlafstörungen als Folge des gemeinsamen Schlafens von Eltern und Kindern?

Empirische Studien in Europa und den USA zeigten, dass Kinder, die häufig das Bett mit den Eltern teilen, eine schlechtere Schlafhygiene und unregelmäßigere Zubettgehzeiten haben als Alleinschläfer. Beide Faktoren begünstigen die Entstehung chronischer Schlafstörungen. Die Gründe dafür scheinen auf der Hand zu liegen. Eltern gehen später zu Bett, wecken das Kind entweder wieder auf oder das Kind kann nicht eher einschlafen, bis auch die Eltern zu Bett gegangen sind. Wasser auf die Mühlen der Gegner des gemeinsamen Schlafens von Eltern und Kindern? Nicht ganz. Denn das Zusammenschlafen ist mitunter ein Versuch der Eltern, mit einer bereits bestehenden kindlichen Schlafstörung umzugehen. Kinder können so in der Nacht besser betreut und beruhigt werden, wenn sie nicht schlafen können.

Nicht unwesentlich ist jedoch die Unterscheidung, ob Kinder regelmäßig oder nur gelegentlich bei ihren Eltern im selben Bett übernachten. Häufig kommt es vor, dass Kinder zwar ein eigenes Zimmer haben, in der Nacht aber immer wieder versuchen, im elterlichen Bett Unterschlupf zu finden, weil sie Angst haben oder aus irgendeinem anderen Grund nicht schlafen können. Gelegentliches Beieinanderschlafen kann negative Auswirkungen haben. Dadurch wird ein Verhalten belohnt, das sich gegen den Wunsch der Eltern: »Das Kind soll alleine schlafen!« richtet. Experten sprechen in einem solchen Fall von »*operanter Konditionierung*«, eine Lerntechnik, die durch das gelegentliche Belohnen besonders wirksam ist. Der Rat an die Eltern: Wenn Sie wollen, dass Ihr Kind im eigenen Zimmer schläft, belohnen Sie es nicht durch gelegentliches Beieinanderschlafen. Begleiten Sie Ihr Kind in sein Schlafzimmer zurück, und bleiben Sie nur so lange, bis es wieder eingeschlafen ist.

Kinder zeigen bereits sehr früh individuelle Vorlieben für das eine oder andere Schlafarrangement, und nicht jedes Kind will bei den Eltern schlafen. So wie es unter Erwachsenen große individuelle Unterschiede gibt, ist es auch bei Kleinkindern. Leider konnten wissenschaftliche Studien bis dato noch nicht klären, für wen, unter welchen Umständen und wie lange getrenntes oder gemeinsames Schlafen sinnvoll ist.

»Der plötzliche Kindstod« als Ursache des Beieinanderschlafens von Säugling und Eltern?

In mehreren epidemiologischen Studien wurde ein Zusammenhang zwischen dem Auftreten des »*plötzlichen Kindstods*« (im *Englischen* »Sudden Infant Death Syndrome«, abgekürzt SIDS) und dem Beieinanderschlafen von Mutter und Säugling gefunden. Erschreckend sind die Ergebnisse einer Untersuchung von Nancy Scheers und Kollegen aus dem Jahre 2003. Darin wurden zahlreiche amerikanische Studien aus den Jahren 1980 bis 1983 und 1995 bis 1998 miteinander verglichen. Zusammengefasst zeigt sich ein alarmierendes Bild:

- dramatische Zunahme der Todesfälle unter Kindern, die im elterlichen Bett, auf Sofas oder Sesseln geschlafen haben,
- signifikanter Rückgang von Todesfällen in Kinderkrippen (-betten).

Das Fazit der Autoren: Kinder, die im elterlichen Bett schlafen, haben ein 40-fach höheres Risiko, am plötzlichen Kindstod zu sterben, als Kinder, die in einer Krippe schlafen. Auch das von vielen Eltern praktizierte »an die Wand schieben« von Ehebetten, damit der Säugling nicht aus dem Bett fällt, hat fatale Folgen. Immer wieder entpuppte sich dieses Schlafarrangement als Todesfalle für den Säugling, entweder aufgrund von Erdrücken durch einen Mitschläfer oder wegen Überhitzung.

Die Ergebnisse dieser Studie sowie ähnliche Beobachtungen auch aus Europa waren Anlass für die Empfehlung, dass Kleinkinder in für diese geeigneten separaten Betten schlafen sollen. Das Bett sollte aber in der Nähe des elterlichen Betts platziert werden, sodass die Eltern mit dem Säugling jederzeit Kontakt aufnehmen können. Von einem Schlafen in getrennten Räumen – zumindest in den ersten Lebensmonaten – ist ebenfalls abzuraten. Denn auch das konnten die Studien zeigen: Das Risiko des plötzlichen Kindstods ist auch bei der Gruppe der allein schlafenden Babys deutlich erhöht, weil Eltern meist zu spät auf für den Säugling lebensbedrohende Situationen reagieren können. An dieser Stelle soll darauf hingewiesen werden, dass es eine Reihe zusätzlicher Faktoren gibt – wie Rauchen der Mutter während der Schwangerschaft, eine Frühgeburt, ein geringes Geburtsgewicht, die Schlafposition des Säuglings usw. –, die in Summe das Risiko des plötzlichen Kindstods deutlich erhöhen. Ein einziger Faktor gibt in der Regel auch hier nicht den Ausschlag.

Definition und Ursachen des plötzlichen Kindstods

Als »plötzlicher Kindstod«, »plötzlicher Säuglingstod« oder »Krippentod« wird ein unerwartetes Versterben eines Säuglings bezeichnet, bei dem keine Todesursache festgestellt werden kann. Es wird vermutet, dass der Tod des Säuglings meist während einer Schlafperiode eintritt. Daher werden noch nicht ausgereifte oder auch gestörte Schlafmechanismen als Ursache angenommen. Das könnten Störungen in der Regulation der Atmung, der Körpertemperatur oder aber auch Schlafen in Bauchlage sein.

Im Gegensatz zu Erwachsenen können Säuglinge ihre Körpertemperatur noch nicht vollständig autonom regulieren. Die Umgebungstemperatur hat daher einen wesentlichen Einfluss darauf, ob Kleinkinder überhitzen. Zu warme Bettdecken (besonders riskant sind Schafwolldecken), aber auch die Körperwärme eines Erwachsenen können vom Säugling noch nicht ausgeglichen werden. Das Überhitzen von Babys (der Fachbegriff dafür ist Hyperthermie) konnte experimentell eindeutig nachgewiesen werden, wenn Eltern bei ihrem Kind schlafen. Vor allem die sehr beliebte Positionierung des Babys zwischen den Eltern verstärkt die Wärmeentwicklung. Neben der Körperwärme von Erwachsenen sind häufig die Bettdecken im elterlichen Bett nicht für Kleinkinder geeignet und meist zu warm und zu schwer. Es wurde auch beobachtet, dass bei der Mutter schlafende Säuglinge regelmäßig mit ihrem Kopf unter die Bettdecke rutschen, ohne dass dies von den Erwachsenen bemerkt wird. Da sich Kinder in den ersten Lebensmonaten noch nicht selbstständig aus Decken befreien können, erhöht dies die Gefahr von Überhitzung oder Atemnot.

Die Schlafposition des Säuglings ist ein weiterer Risikofaktor für das Auftreten des plötzlichen Kindstods. Noch in den 1980er-Jahren galt die Bauchlage als die optimale Schlafposition für Babys. Die von Kinderärzten weit verbreitete Empfehlung stützte sich auf eine Reihe von plausiblen Argumenten: In dieser Lage trainieren Säuglinge schneller das Kopfanheben, drehen den Körper schneller, kräftigen damit die Rückenmuskulatur, und Fehlstellungen der Hüfte wird so vorgebeugt. Leider zeigte sich allmählich, dass diese Position das Risiko des plötzlichen Kindstods deutlich erhöht. Die Empfehlung musste daher revidiert werden, und es stellte sich heraus, dass Schlafen in Rückenlage für Babys in den ersten Lebensmonaten wesentlich sicherer ist. Alleine schlafende Kinder wählen meist automatisch die Rückenposition, hingegen tendieren Kleinkinder, die bei ihren Eltern schlafen, eher zur Seitenlage, den Kopf dem Oberkörper der Mutter zugewandt.

Sally Baddock untersuchte das Schlafverhalten von Kleinkindern und Eltern und veröffentlichte vor Kurzem die ersten Ergebnisse dieser Studie. Sie konnte beobachten, dass am häufigsten Mütter mit ihrem Säugling alleine schlafen. Erst an zweiter Stelle steht das Schlafarrangement bestehend aus Kind – Mutter – Vater. Dabei liegt das Kind meist bei der Mutter oder zwischen den Erwachsenen. Körperkontakt findet aber fast ausschließlich zwischen Mutter und Kind statt, Väter sind in der Regel davon ausgeschlossen. Neben diesen »klassischen« Schlafsituationen beschreibt die Forscherin eine Fülle weiterer Schlafarrangements, die deutlich machen, wie unterschiedlich die Bedürfnisse von Menschen sein können.

Beeinflussen Säugling und Mutter gegenseitig ihren Schlaf?

Durch den engen Körperkontakt zwischen der Mutter und dem Säugling wird eine Situation geschaffen, die der Paarschlafsituation sehr ähnlich ist. Doch im Gegensatz zum Schlaf bei Paaren wurde das Zusammenschlafen von Mutter und Kind wesentlich intensiver erforscht, sodass die Schlafforschung auf einige gesicherte Ergebnisse zurückgreifen kann. Federführend ist hier mit seinen Untersuchungen James McKenna, der im Übrigen ein vehementer Verfechter des Zusammenschlafens von Mutter und Kind ist.

Frauen, die mit ihren Kindern zusammen schlafen, zeigen eine hohe Übereinstimmung in der Verteilung von Wachphasen und dem Wechsel zwischen verschiedenen Schlafstadien, und Mutter und Kind verbringen auch mehr Zeit im selben Schlafstadium. Interessant ist auch, dass sich durch das Zusammenschlafen der Anteil von Tiefschlaf reduziert, stattdessen wird mehr Zeit im REM-Schlaf verbracht.

Einigkeit besteht unter den Forschern auch darüber, dass die Schlafphysiologie der Mutter die Funktion eines Taktgebers für den Schlaf-Wach-Rhythmus des Kleinkindes hat. Neben dem Schlaf tragen vor allem die Fütterungszeiten dazu bei, den Biorhythmus des Kleinkindes zu strukturieren. Doch nicht nur der Schlaf passt sich an. Auch andere Körperfunktionen wie Atmung, Herzschlag und selbst die Ausschüttung von Hormonen (z. B. des Stresshormons Cortisol) zeigen ein hohes Maß an Übereinstimmung. Diese Beobachtungen führten zu einer Vielzahl von Spekulationen über den Nutzen des gemeinsamen Schlafens von Mutter und Kind. Vor allem während der ersten Lebensmonate dürfte der Einfluss des erwachsenen Schlafmusters auf den Säugling wesentlich sein, da Babys eine andere Schlafarchitektur aufweisen als Erwach-

sene. Diese ändert sich – auch ohne den Einfluss eines Erwachsenen – wesentlich während der ersten Lebensmonate.
Eines der wichtigsten Charakteristika ist die deutliche Verringerung des REM-Schlafanteils. Der Grund dafür sind die Rei-
fungsprozesse des Gehirns und die Anpassung an die Umwelt.
Ob die Anwesenheit eines schlafenden Erwachsenen diesen
Reifungsprozess maßgeblich und positiv beeinflusst, muss
dahingestellt bleiben.

Interessant für die Paarschlafforschung ist der Nachweis, dass
sich Schlafrhythmen unterschiedlicher Individuen gegenseitig beeinflussen und aneinander anpassen können. Zu klären
ist, ob sich die Beeinflussung der Schlafphysiologie bei Erwachsenen in einer vergleichbaren Weise beschreiben lässt
oder ob der Reifungsgrad eines Organismus hier ebenfalls eine Rolle spielt. Dass sich Erwachsene in ihrem Schlafmuster
gegenseitig beeinflussen, wurde bereits dargestellt. Erinnern
wir uns an die bereits zitierte Studie von Lawrence Monroe,
die zeigte, dass sich beim Paarschlaf der Tiefschlafanteil verringert, hingegen der REM-Schlaf zunimmt, also ähnliche
Ergebnisse wie EEG-Studien bei Müttern und Kleinkindern!
Auch die Synchronisation der Körperbewegungen im Schlaf
konnte bei einigen Paaren (siehe Kapitel 6) und auch bei Müttern, die bei ihren Babys schlafen, nachgewiesen werden. Keine
Studien gibt es allerdings darüber, ob sich bei Paaren auch
Herzfrequenz und Atmung synchronisieren. Offen bleibt
auch die Frage, welche Auswirkungen das Zusammenschlafen
von Vater und Kind hat, und natürlich auch, ob sich Unterschiede zwischen Mädchen und Buben finden lassen. Findige
Schlafforscher haben allerdings beobachtet, dass alleine
schlafende Kinder häufiger an ihren Daumen nuckeln als Kinder, die bei ihren Eltern schlafen. Können wir das ernst nehmen?

Was haben Daumenlutschen und
Teddybären gemeinsam?

Donald Winnicot hat 1958 mit dem Konzept der »*Übergangs-
objekte*« einen theoretischen Ansatz geschaffen, mit dem es
möglich wurde, all das, was ein ruhebedürftiger Mensch so
um seine traute Schlafstätte herumgruppiert, zu untersuchen.
Neben Altbewährtem, wie Stofftiere, Puppen und das obligate
Buch mit den Gutenachtgeschichten, zählen dazu auch
Wecker und Handy, bei (Klein)-Kindern der Schnuller und
der Daumen. Übergangsobjekte sind laut Winnicott vom
Kleinkind oder Säugling selbst ausgewählte Objekte (z.B.
Spielzeug oder Plüschtiere), die Merkmale einer wichtigen
Person (in der Regel der Mutter) repräsentieren und diese ver-
treten, falls die Bezugsperson nicht anwesend ist. Daumen-
lutschen als Hilfe zum Einschlafen ist nicht überall so hoch im
Kurs wie in Europa und den USA. In Japan und Korea ist das
Nuckeln am Daumen bei Kleinkindern fast völlig unbekannt.
Auch türkische Kinder spüren kaum das Bedürfnis, beim Einschlafen noch schnell am Daumen zu lutschen. Was Studien
allerdings ebenfalls zutage brachten: Bei all diesen untersuchten Kindern war das gemeinsame Schlafen von Eltern und
Kindern weit verbreitet. Ist daher Daumenlutschen der Preis,
den wir für die frühe Erziehung zum Alleineschlafen zu be-
zahlen haben? Einige Wissenschafter sind tatsächlich dieser
Meinung.
Teddybären und Daumenlutschen sind Teil sogenannter Zubettgehrituale. Solche ritualisierten und stereotypen Handlungen sind in fast allen Kulturen weit verbreitet und ein fixer
Bestandteil des Sichvorbereitens auf den Schlaf. Eine Umfrage aus Deutschland von 2002 unterstreicht dies. 91 Prozent der Befragten sind der Meinung, dass Zubettgehrituale
wie z.B. das Singen von Schlafliedern notwendig sind, um

zumindest Kinder zum Schlafen zu bringen. Aber mehr als zwei Drittel praktizieren auch für sich selbst in irgendeiner Form ein Einschlafritual. Lesen steht bei Frauen als Einschlafhilfe hoch im Kurs, Männer hingegen sind häufiger der Meinung, dass sie so etwas wie Einschlafrituale nicht brauchen. Stattdessen trinken sie lieber ein Gläschen oder zwei.

Falls Eltern bei ihrem Baby schlafen wollen ...

Selbst wenn Eltern nicht die ganze bzw. jede Nacht immer in derselben Art bei ihrem Kind schlafen, sollten folgende Punkte beachtet werden:

Nicht mit dem Kleinkind zusammen schlafen, wenn

- der Erwachsene Alkohol getrunken oder andere Drogen zu sich genommen hat,
- der Erwachsene ein Raucher ist,
- der Erwachsene krank ist und Medikamente nehmen muss,
- der Erwachsene zu müde ist, um auf das Kind zu reagieren,
- der Erwachsene in einem psychisch instabilen Zustand ist (z. B. depressiv, ängstlich),
- das Bett nicht geeignet ist (zu klein, zu weich); auf jeden Fall sollte mit einem Kleinkind nicht auf einem Wasserbett oder einer Couch geschlafen werden,
- nicht mit mehreren Familienmitgliedern in einem Bett schlafen.

Es besteht kein zusätzliches SIDS-Risiko, wenn der Säugling gesund ist (kein Frühchen) und die Mutter auch nicht einer Risikogruppe angehört (z. B. starke Raucherin, Alkohol- oder Drogenabhängige). Bei nicht ganz gesunden Babys sollte auf ein gemeinsames Schlafen in einem Bett während der ersten Lebensmonate verzichtet werden. Als Alternative bietet sich an: Das Kleinkind schläft in einer Krippe oder einem kleinen Extrabett nahe bei der Pflegeperson.

Haustiere – wer ist der Herr im Bett?

Ein zweites, von der akademischen Schlafforschung leider
völlig vernachlässigtes Schlafarrangement ist das gemeinsame
Schlafen von Mensch und Tier. Solange Single-Schläfer sich's
mit einem Haustier im Bett bequem einrichten, ist die Welt so
weit noch in Ordnung. Taucht plötzlich jedoch ein Partner
auf, ändert sich die Schlafsituation dramatisch. Für Konflikte
und Spannungen ist damit hinreichend gesorgt, vor allem
dann, wenn der Partner von dem tierischen Mitschläfer nicht
gerade begeistert ist. Ein Einzelschicksal oder eine Rander-
scheinung? Kaum, denn die Zahlen aus Österreich aus dem
Jahre 1998 lassen Schlimmes vermuten: 2,6 Millionen Haustiere verteilen sich auf 25 Prozent der österreichischen Haushalte. Das mit Abstand beliebteste Haustier des Österreichers
ist die Katze, gefolgt vom Hund. Ein Trend, der auch für
Deutschland und die Schweiz gilt. Apropos Deutschland:
Hier sind es 23,2 Millionen Haustiere, die sich auf 15,4 Prozent der Haushalte verteilen. Verlässliche Zahlen für die
Schweiz liegen nicht vor, doch gehen Schätzungen von einer
ähnlichen Verteilung wie in Österreich und Deutschland aus.
Völlig unbekannt sind auch Angaben darüber, wie viele Haustiere regelmäßig im Schlafzimmer oder in den Betten ihrer
Besitzer anzutreffen sind. So können ebenfalls nur Spekula-
tionen darüber angestellt werden, ob es der Mensch oder das
Haustier ist, von dem der Wunsch nach dem Beieinanderschlafen ausgeht.

Dass Haustiere auch in den Betten oder zumindest den
Schlafzimmern ihrer Besitzer anzutreffen sind, blieb dem
wachen Auge eines Schlafmediziners der *Mayo Klinik* (Kali-
fornien, USA) nicht ganz verborgen. Laut einer Internet-Kli-
nikaussendung aus dem Jahre 2001 wurde Dr. John Shepard
auf dieses Problem aufmerksam, als eine Patientin sich darü-

ber beklagte, dass immer dann, wenn sie ihren Hund in der Nacht »Gassi führen« musste, an Schlaf danach nicht mehr zu denken wäre. Fast jede Nacht läge sie lange Zeit neben dem friedlich schlummernden Hund wach, sodass sie keine Nacht mehr durchschlafen könne und hundemüde zur Arbeit ginge. Durch diese Anekdote inspiriert, befragte Dr. Shephard ein halbes Jahr lang alle seine Patienten, ob und wie häufig sie mit ihren Haustieren im gleichen Zimmer oder sogar im gleichen Bett schliefen. Die Auswertung der Interviews von dreihundert Patienten ergab folgendes Bild: Jeder zweite der befragten Patienten hatte mindestens ein Haustier, und von diesen schliefen fast 60 Prozent mit ihrem Haustier im selben Zimmer, 22 Prozent davon wiederum im selben Bett. Ob ein Haustier mit ins Bett durfte, war eindeutig von der Tierart abhängig. Katzen können sich fast hundertprozentig sicher sein, mit ins Bett genommen zu werden, Hunde allerdings nur mit einer 57-prozentigen Wahrscheinlichkeit. Allerdings gaben auch 53 Prozent der Haustierbesitzer an, dass ihr Schlaf fast täglich durch das Haustier beeinträchtigt wird. Die Gründe dafür waren neben Unruhe und nächtlichem Herumstreunen der Tiere vor allem das laute Schnarchen des Hundes (21 Prozent) oder der Katze (7 Prozent). Diese ersten empirischen Befunde lassen erahnen, wie vielschichtig und facettenreich das gemeinsame Schlafen mit Haustieren sein kann, ein Phänomen, welches noch darauf wartet, systematisch erforscht zu werden.

Als Pionier auf diesem Gebiet gebührt Dr. Shepard unsere volle Anerkennung, wenn auch einige für uns wichtige Aspekte bei seiner Befragung außer Acht gelassen wurden. Vor allem fehlen jegliche Hinweise darauf, ob und in welchem Ausmaß auch der Bettpartner von dem Haustier in seinem Schlafbedürfnis beeinträchtigt wurde. Befragungen unserer Versuchspersonen förderten mitunter ein sehr komplexes

Bild zutage, sodass wir Paare, die gemeinsam mit Haustieren übernachten, prinzipiell von einer Teilnahme an unseren Paarschlafstudien ausschließen mussten.

Wenn Paare zusammen mit Haustieren schlafen …

Worin liegen nun die Schwierigkeiten, mit denen bei Schlafarrangements mit Haustieren zu rechnen ist? Der Einfachheit halber beschränken wir uns hier auf Katzen und Hunde. Doch bevor typische Problembereiche aufgezeigt werden, eine prinzipielle Empfehlung: Paarschläfer sollten nach Möglichkeit nie das Haustier zwischen sich positionieren (denken Sie an Tristans Schwert im Eingangszitat)! Sonst laufen Sie Gefahr, Ihren Partner vollends aus dem Bett zu verdrängen. Denn Tiere beanspruchen Platz, und selbst die zierlichste Hauskatze wird zu einem raumgreifenden Monster, wenn sie sich's einmal bequem gemacht hat. Katzen wählen sich ihren Schlafplatz selbst aus, ohne Rücksicht auf Vorlieben oder Tabuzonen ihrer Besitzer zu nehmen. Bevorzugt werden zwar jegliche Arten von Vertiefungen, Mulden oder Körperzonen, die neben Wärme zusätzlich auch noch taktile (Berührung) oder olfaktorische (Geruch) Reize bieten, doch eine frisch überzogene Betthälfte ist immer eine unwiderstehliche Einladung. Die Mitschläfer können sich's ja woanders bequem machen! So beklagte sich ein Interessent an unseren Schlafstudien sehr darüber, dass die Katze seiner Partnerin sich bevorzugt auf seinen Kopf legte und immer wieder nächtens ausgiebig mit seinem Haar spielte. Aussichtslos waren alle Versuche, der Katze einen anderen Schlafplatz zuzuweisen; er musste meist mit dem Sofa vorliebnehmen.

Bei Hunden ist das Platzproblem evident, obwohl die Größe des Tieres allein dabei nicht die entscheidende Rolle spielen dürfte. Entscheidend ist allerdings dessen bevorzugte Schlafposition. Rückenschläfer benötigen wesentlich mehr Platz als Seitenschläfer, da diese, wenn sie ihre Schlafposition wechseln, bevorzugt »alle viere« von sich strecken. Vor allem in Traumphasen beginnen Hunde mitunter intensiv zu strampeln, und wer nicht genügend Abstand hält, wird einige unliebsame Tritte abbekommen. Auf alle Fälle sollten Hundebesitzer sich ein möglichst großes Bett zulegen, falls sie nicht dauerhaft auf ihren menschlichen Mitschläfer verzichten wollen.

Neben dem Platzproblem sollte auch die zusätzliche Wärmeentwicklung im Bett durch Haustiere berücksichtigt werden. Dies kann sich zwar vorteilhaft in Wintermonaten auswirken, bei wärmeren Umgebungstemperaturen jedoch nachhaltig den Schlaf stören. Die Folgen sind weniger Tiefschlaf und häufige kurze Wachphasen und Unruhe bei Mensch und Tier. Hunde verlassen dann häufiger das Bett, um zu trinken, mit den üblichen Konsequenzen: Irgendwann muss dann jemand das liebe Tier rauslassen – aber wer?!

Mit steigender Lufttemperatur ändert sich auch die Luftfeuchtigkeit, und dementsprechend sollte die Bettwäsche adaptiert werden. Die Gefahr von Allergien durch Tierhaare und eventuelle Parasiten usw. soll hier nur am Rande erwähnt werden; Tierliebhaber sind mit diesem Problem in der Regel sehr vertraut.

Was allerdings bedacht werden sollte, ist die nicht zu unterschätzende Verletzungsgefahr durch nachtaktive Hunde und Katzen. Je nach Charakter des Tieres wechseln Katzen und Hunde nächtens öfter ihren Schlafplatz und nehmen dabei mitunter wenig Rücksicht auf die im Bett anwesenden Mitschläfer. Diesem Problem ist bei Hunden erzieherisch eher beizukommen als bei Katzen, und selbst wenn dem Hund gestattet wird, im Bett zu übernachten, sollte mit ihm der Befehl »Raus aus dem Bett!« trainiert werden. Denn es gibt Situationen, in denen ein Hund im Bett einfach stört.

Anders bei Katzen, die im Wesentlichen ihren individuellen Schlaf-Wach-Rhythmus beibehalten und kaum an den Besitzer anpassen. Da Katzen durchaus nachtaktiv sind, können ihre nächtlichen Streifzüge immer wieder zu einer Quelle unerquicklicher Schlafunterbrechungen werden. Ein möglicher Grund: Das Tier ist tagsüber allein in einer reizarmen Umgebung, schläft aus Langeweile und würde sich, wenn Frauchen oder Herrchen endlich da sind, mehr »Action« wünschen. Stattdessen wieder gähnende Langeweile. Experten raten in diesem Fall, vor dem Zubettgehen ausgiebig mit der Katze zu spielen oder dafür zu sorgen, dass das Tier tagsüber ausreichend beschäftigt wird.

Worauf Partner von Tierfreunden achten sollten

Falls Ihr Partner oder Ihre Partnerin eine Katze oder einen Hund besitzt, sollten Sie versuchen, mit dem Tier Freundschaft zu schließen. Ob Sie's wollen oder nicht: Zunächst sind Sie für Katze oder Hund ein Konkurrent und Nebenbuhler um die Gunst von Frauchen oder Herrchen. Rechnen Sie daher immer auch mit einer gehörigen Portion Eifersucht. Besonders Kater sind sehr erfinderisch, wenn es darum geht, Ihnen den Aufenthalt im Bett zu vermiesen oder eine schlaflose Nacht zu bescheren. Das Bett ist eben auch ein Revier, das gegen Eindringlinge verteidigt wird, und dementsprechend werden Duftmarken gesetzt – mit Sicherheit auf Ihrer Bettseite!

Schenken Sie dem Tier Aufmerksamkeit und beschäftigen Sie sich mit ihm. Zeigen Sie positive Emotionen und vergessen Sie nicht, gewünschtes Verhalten regelmäßig zu belohnen.

Abschließend noch ein Wort zum leidigen Problem des »Gassigehens«: Hier sind vor allem die Männer angesprochen: Selbst wenn Sie das Winseln oder das Kratzen an der Schlafzimmertür nicht gehört haben sollten, Ihre Partnerin hat es mit Sicherheit vernommen (Sie wissen schon: »Moni-

tore«, »Blunter« usw.) und wird Sie wecken! Zeigen Sie Groß-
mut, und stehen Sie auf, um die Katze oder den Hund raus-
zulassen, denn in der Regel fällt es Männern leichter, wieder
einzuschlafen, als Frauen. Dabei sollten Sie nicht vergessen,
dass in zahlreichen Studien den Haustieren eine eindeutig
positive Wirkung auf das physische und psychische Wohlbefinden von Menschen, insbesondere hinsichtlich der Stress-
reduktion bescheinigt wurde.

Kapitel 9

> *»Am nächsten Tag bot ich ihr an, in getrennten Zimmern zu schlafen. Das Sofa in meinem Arbeitszimmer reiche mir aus, wir hätten es doch nicht nötig, uns aus falsch verstandener Rücksichtnahme zu quälen.«*
>
> (Aus: Jurek Becker: Amanda herzlos, Frankfurt am Main 1994, S. 160)

Für viele Paare markiert der Wunsch nach getrennten Betten oder Schlafzimmern den Endpunkt eines langen und zermürbenden Kleinkriegs um ungestörten Schlaf. Dieser Schritt löst Ängste aus und wird von vielen als ein letzter Versuch gewertet, die Partnerschaft noch zu retten. An getrennten Schlafzimmern haftet noch immer das Bild einer noch nicht ganz vollzogenen Trennung oder Scheidung. Amandas Reaktion auf den Vorschlag nach getrennten Schlafzimmern in Jurek Beckers Roman »Amanda herzlos« ist dafür typisch. Doch in den letzten Jahren zeichnet sich ein Umdenken ab. Die Vorstellung, auch in einer Partnerschaft oder Ehe getrennte Schlafzimmer einzuplanen, wird populärer und wird immer häufiger in Internetforen und in Partnerschaftsratgebern als zeitgemäßes Modell des gemeinsamen Wohnens vorgeschlagen. Markiert das bereits das Ende einer Schlafkultur-Ära, die von Paarschlaf und Doppelbett geprägt ist? Es bleibt abzuwarten, in welche Richtung die Entwicklung gehen wird. Doch eines kann bereits festgestellt werden: Die Entscheidung, ob ein Paar in trauter Zweisamkeit oder doch lieber getrennt schlafen möchte, wird immer mehr zu einer Verhandlungssache zwischen den Partnern. Eine Empfehlung, wie das »beste«, »gesündeste« Schlafarrangement aussieht, kann und soll hier nicht gegeben werden. Alles hat seine Vor- und Nachteile, und das gilt auch für das Schlafen zu zweit. Die folgenden Seiten versuchen die Vor- und Nachteile, Wirkungen und Nebenwirkungen abzuwägen und ein paar Tipps zu geben, wie das Schlafen zu zweit in puncto Schlafqualität angenehmer gestaltet werden kann.

Getrennte Schlafzimmer – welche Motive liegen dahinter?

Getrenntes Schlafzimmer – allein der Gedanke daran war und ist für viele Paare schon ein Tabu. »Was werden die anderen dazu sagen?!«, »Wie stehen wir vor der Familie da?«, »Ich mache mich doch nicht lächerlich vor meinen Freunden!« sind nur eine kleine Auswahl an Argumenten, die immer wieder dann zu hören sind, wenn einer der Partner den Wunsch nach einem eigenen Schlafplatz äußert. Negative Vorstellungen und Emotionen, die mit dem Bild »getrennt schlafen« verbunden sind, verhindern von vornherein ein konstruktives oder pragmatisches Vorgehen bei der Abwägung der Vor- und Nachteile von getrennten Schlafzimmern. Nüchtern betrachtet, können hinter dem Wunsch nach einem eigenen Schlafraum mehrere Motive stehen. Zunächst die *Reaktion auf anhaltende Beeinträchtigung des Schlafs* durch einen schnarchenden oder unruhigen Partner. Im Mittelpunkt steht hier der Wunsch, »endlich wieder einmal schlafen zu können«. Schlafprobleme wie Schnarchen oder nächtliche Unruhe lassen sich erfolgreich behandeln und sollten auf jeden Fall, unabhängig vom Wunsch nach einem eigenen Schlafzimmer, behandelt werden.

Etwas anders ist die Situation, wenn die *Lebensrhythmen der Partner sich voneinander zu sehr unterscheiden,* wie es zum Beispiel bei einer Paarkonstellation aus einem extremen Morgentyp und einem extremen Abendtyp vorliegt. Ein Umtrainieren oder Anpassen an die unterschiedlichen Schlaf-Wach-Rhythmen wird ziemlich langwierig bis unmöglich sein, und getrennte Schlafzimmer wäre eine weniger aufwändige Lösung.

Getrennte Schlafzimmer –
typisch für Langzeitbeziehungen?

Nach Angaben der britischen Soziologin Sarah Arber entschließen sich zwar immer mehr Paare für getrennte Schlafzimmer, doch zeigt sich dabei ein deutlicher Alterseffekt. In einer Befragung aus dem Jahre 2003, an der über 1000 Paare teilnahmen, schliefen 28 Prozent der über 60-Jährigen in getrennten Betten/Zimmern, bei den über 70-Jährigen war es schon fast jedes zweite Paar. Dieser Trend zeigt sich auch in anderen Ländern, und Zahlen aus den USA zeichnen ein ähnliches Bild. Der Wunsch nach getrennten Schlafzimmern wird offensichtlich durch die Dauer einer Beziehung und das Alter der Partner mitbestimmt.

Paarbeziehungen durchlaufen verschiedene Stadien, die auch Einfluss auf das Schlafverhalten haben. Am Anfang steht das *Stadium der Verliebtheit* und des Einander-Kennenlernens, in dem der Schlaf eindeutig zu kurz kommt. Typisch für diese Phase sind kurze Schlafperioden und häufiges nächtliches Wachliegen. Die Gedanken kreisen nur um den geliebten Partner, wozu da noch schlafen oder träumen? Trotzdem fühlen sich die Paare meist fit und ausgeschlafen. Nach etwa vier bis sechs Monaten beginnt die *Paarkonsolidierungsphase.* Während dieser Periode, die etwa zwei Jahre dauert, lernt

man(n)/frau einander näher kennen, und das eigene Schlafbedürfnis bzw. die Schlafgewohnheiten stehen wieder mehr
im Vordergrund. In dieser Phase beginnen sich die individuellen Schlafrhythmen aneinander anzupassen, mit den
ersten Auseinandersetzungen zum Thema Schlaf ist zu rechnen. In der Regel entwickeln sich gemeinsame Zubettgeh-
und Schlafrituale »unbewusst«, ohne dass darüber viel diskutiert wird. Nach dieser stürmischen Zeit entscheidet sich's
dann, ob zusammengeblieben wird oder nicht. Nach zwei
bis drei Jahren wird dann von einer *Dauerbeziehung* gesprochen.

Unabhängig von der Dauer einer Beziehung können bestimmte Lebensumstände das Thema Schlaf in den Vordergrund rücken. Dazu zählen Situationen wie das Zusammenziehen in eine gemeinsame Wohnung oder die Geburt eines
Kindes. Ereignisse wie diese beeinflussen die Schlafkultur
eines Paares nachhaltig. Vor allem durch Kleinkinder wird die
Adaptationsfähigkeit und Kompromissbereitschaft eines Paares in puncto Schlaf massiv herausgefordert, und der Wunsch
nach getrennten Schlafzimmern entsteht nicht selten nach
der Geburt eines Kindes. Entsprechend unseren gesellschaftlichen Normen werden Kinder relativ bald dazu erzogen, in
einem eigenen Zimmer zu schlafen. Bei manchen Kindern ist
das nur mit sehr viel Mühe und Aufwand zu erreichen. Doch
einmal abgesehen von diesen Schwierigkeiten kann ein Kind
durchaus ein willkommener Anlass sein, um Schlafarrangements »unbewusst« zu ändern. Konstellationen wie die folgenden sollten einem Paar den Anstoß zum Nachdenken
geben, ob das partnerschaftliche Schlafarrangement auch
wirklich für beide optimal ist:

• Das Kind verdrängt einen Partner aus dem Bett. Die Folgen: Der genervte Partner, häufig sind das die Männer, verbringt die Nächte auf der Couch im Wohnzimmer.

- Eine andere Variante, aber im Prinzip dasselbe Muster: Es findet in der Nacht ein »Ortswechsel« zwischen dem elterlichen Schlafzimmer und dem Kinderzimmer statt. Das Kind bewirkt, dass einer der Partner ins Kinderschlafzimmer auswandert, und am Morgen präsentiert sich ein skurriles Bild: Das Kind schläft alleine im Doppelbett und die Eltern liegen zusammengekuschelt im Bett des Kindes.
- Das Kind wird zwar ins eigene Bett gebracht, aber einer der Elternteile verbringt dann den Großteil der Nacht dort.

Eine Reihe verschiedener anderer Konstellationen sind denkbar, die nicht alle aufgelistet werden müssen, denn das Kernproblem ist immer dasselbe: Das Paar sollte sich Gedanken darüber machen, ob sein Schlafarrangement wirklich optimal ist und die Bedürfnisse der Partner erfüllt. Es kann durchaus sein, dass ein Kind hier stellvertretend für die Eltern ein Problem lösen soll.

Dass sich der Schlaf im Laufe des Lebens ändert, wurde bereits mehrfach angesprochen. Ältere Menschen haben häufig Schlafprobleme, und das ist sicher ein Hauptgrund dafür, warum der Wunsch nach getrennten Schlafzimmern mit dem Alter deutlich zunimmt. Dazu kommen noch andere Faktoren wie die Verfügbarkeit von Räumen durch das Wegziehen von Kindern. Viele Paare können sich ein zusätzliches Schlafzimmer nicht einrichten, weil die Wohnverhältnisse dies nicht zulassen oder die sozioökonomische Lage das Anmieten einer größeren Wohnung verhindert.

Das Schlafen zu zweit – ein Lernprozess

Das Schlafen zu zweit bedeutet ein permanentes Adaptieren, Adjustieren und Schließen von Kompromissen. Unser Eindruck ist, dass kaum ein Paar diesen Prozess bewusst wahrnimmt. Vieles läuft dabei auf einer intuitiven und nonverbalen Ebene ab. Das kann dazu führen, dass andere Probleme des Zusammenlebens stellvertretend die Schwierigkeiten durch unterschiedliches Schlafverhalten mit übernehmen, ohne dass den Partnern bewusst ist, was eigentlich dahinter liegt. Mit einem unbestimmten Gefühl von Wut und Ärger aufzuwachen könnte auch einen anderen Grund haben als »nur« den Streit vom Vortag. Paare sollten sich dessen bewusst sein, dass auch der Schlaf ein wesentlicher Teil einer Partnerschaft ist, über den auch »verhandelt« werden muss. Die folgenden Punkte sollen dabei helfen:

- Zubettgeh- und Aufstehzeiten: Wie gehen wir damit um? Wer bestimmt den Zeitpunkt? Ist der Zeitpunkt für mich optimal?
- Wecken am Morgen, Aufstehen: Wie gestalten wir das Aufstehen? Lassen wir uns wecken? Müssen beide zur selben Zeit aufstehen? Wer steht zuerst auf?
- Das Bett: Entspricht es in puncto Komfort, Ausstattung und Größe unseren Anforderungen?
- Ist die Matratze optimal? Spüre ich die Bewegungen des Partners und werde ich dadurch geweckt?
- Wie fühle ich mich im Bett? Bevorzuge ich eine bestimmte Bettseite?
- Ist das Kopfpolster, die Bettdecke für mich optimal? Sind eine gemeinsame Bettdecke oder zwei getrennte Bettdecken besser für uns?
- Darf im Bett noch gelesen, ferngesehen oder Musik gehört werden? Wenn ja, fühle ich mich dadurch gestört und, wenn ja, wodurch genau?
- Wie ist das Klima im Schlafzimmer? Sollen die Fenster in der Nacht offen oder geschlossen sein? Entspricht die Raumtemperatur beiden Ansprüchen? Soll die Heizung während der Nacht an sein?

- Wer hat das Sagen im Schlafzimmer? Will einer der Partner gerade immer dann, wenn Schlafenszeit ist, Probleme besprechen? Kommt das auch mitten in der Nacht vor?

Diese Liste soll Ihnen helfen, Ihr Schlafarrangement zu optimieren. Dabei gilt der Grundsatz, dass ein Schlafzimmer sich in erster Linie am Schlafbedürfnis des Paares und an dessen individuelle Vorlieben anzupassen hat und nicht an kulturell geprägte Standards und Normen.

Tipps für das Schlafen zu zweit

Sofortmaßnahmen

Manchmal sind es die kleinen Dinge, an die niemand denkt, die aber sehr hilfreich sein können. Im Folgenden finden sich einige Anregungen, die bei Störungen, verursacht durch den Bettpartner, helfen können:

1. Ruhe hat im Schlafzimmer Vorrang.

Fühlen Sie sich durch das laute Schnarchen gestört, können *Ohrstöpsel* ein probates Mittel sein, um sich dagegen zu schützen. Nicht alle vertragen Ohrstöpsel, und mitunter sind auch keine schnell verfügbar. Dann hilft ein gut gefedertes Polster oder ein Kissen über dem Kopf.

Sie können natürlich auch Ihren Partner wecken oder ihn dazu bringen, eine andere Schlafposition einzunehmen. In der Seitenlage wird weit weniger geschnarcht als in Rückenlage. Eine Veränderung der Körperlage können Sie auch mithilfe eines in Nachthemd oder Pyjamajackentasche eingenähten Tennisballs erzwingen, doch das ist eine Aufgabe für die nächsten Tage.

Eine weitere Sofortmaßnahme, um sich vor einem schnarchenden Bettpartner zu schützen, ist, früher ins Bett zu gehen. Wenn Sie den »richtigen Zeitpunkt« wählen, können Sie bereits schlafen, wenn Ihr Partner zu schnarchen beginnt. Diese Strategie hilft natürlich nur bei Personen, die hauptsächlich zu Schlafbeginn schnarchen.

Falls Sie gerne Musik hören oder noch fernsehen, während Ihr Partner schon schlafen möchte, sind *Kopfhörer* empfehlenswert. Da sollten Sie sich aber beraten lassen, denn nicht alle Kopfhörer sind akustisch genügend abgeschirmt. Sogenannte »offene« Kopfhörer, wie sie zum Beispiel bei tragbaren Musikabspielgeräten verwendet werden, sind nicht optimal.

Eine weitere Störquelle ist der Wecker, vor allem dann, wenn Sie und Ihr Partner zu unterschiedlichen Zeiten aufstehen müssen. Sehr beliebt sind neuerdings Handys als Wecker. Der Vorteil bei Mobiltelefonen ist, dass sie sich auch durch Vibrieren bemerkbar machen. Keine schlechte Einrichtung – und wenn Sie sich auf diese Weise wecken lassen: Ihr Partner wird es zu schätzen wissen. Neuerdings sind auch Standwecker mit dieser Funktion im Handel erhältlich.

2. Licht kann sehr unangenehm sein.

Wenn Sie zu den Personen zählen, die unbedingt noch ein Kapitel fertig lesen müssen und dann erst einschlafen können, hilft eine *kleine Leselampe,* über dem Bett montiert, um den Partner vor zu viel Licht zu schützen. Andererseits können Sie sich als Betroffener mit einer *Augenbinde* behelfen.

3. Auf die richtige Matratze achten.

Falls Sie sehr empfindlich auf die Bewegungen des Partners reagieren, sollten Sie Ihre *Matratze* überprüfen. Ältere Federkernmatratzen oder gar Wasserbetten der ersten Generation sind besonders schwingfreudig und für bewegungsempfindliche Personen ungeeignet. Matratzen aus Latex oder Schaumstoff haben diese schwingenden Eigenschaften nicht mehr. Das Problem lässt sich natürlich auch durch getrennte Matratzen lösen. Und schließlich: Ein größeres Bett könnte ebenfalls das Problem beheben. Eine Bettbreite von 180 cm gilt unter Paaren als Mindestmaß für komfortables Schlafen.

4. Hilfe, die/der Kleine kommt!

Falls Sie von Ihren *Kleinen in der Nacht besucht werden* und Sie nicht wollen, dass sie im »Bett für zwei« übernachten, gibt es folgende Möglichkeiten: Zunächst begleiten Sie Ihr Kind in sein Schlafzimmer zurück und bleiben so lange dort, bis es wieder eingeschlafen ist. Dann kehren Sie in Ihr Bett zurück. Denken Sie an das Phänomen der »operanten Konditionierung« (Kapitel 8), wenn Sie die Kleinen ab und an in Ihrem Bett übernachten lassen. Wenn Ihr Kind regelmäßig in der Nacht in Ihr Zimmer wandert, sollten Sie einen Plan entwerfen und diesen mit Ihrem Partner absprechen, sodass nicht immer nur ein Partner das Kind in sein Zimmer zurück begleitet.

5. Hund im Bett!
Sie wollen nicht, dass Ihr *Hund im Schlafzimmer* oder Bett übernachtet? – Dann können Sie ihn dazu trainieren. Trainieren Sie den Befehl »Raus aus dem Bett« und vergessen Sie nicht, den Hund auch für das richtige Verhalten zu belohnen. Wichtig ist, dass Sie konsequent bleiben. Hunde haben oft die Eigenschaft, nicht nur einen, sondern mehrere Schlafplätze in der Nacht anzusteuern. Achten Sie konsequent darauf, dass nicht Ihr Schlafzimmer auf diesem Nachtwanderweg liegt.

6. Wechseln Sie den Schlafplatz!
Wenn alles nichts nutzt und die Beeinträchtigungen durch den Partner nur ab und zu vorkommen, können Sie auch den *Schlafplatz wechseln* (Couch oder Gästezimmer). Diese Lösung ist auf alle Fälle besser, als wenn Sie sich die ganze Nacht ärgern und dann vor Wut nicht mehr schlafen können. Wenn Sie getrennte Schlafzimmer in Erwägung ziehen, sollten Sie zunächst die nun folgenden Punkte durchgehen.

Langfristige Maßnahmen
• Guter und erholsamer Schlaf soll oberste Priorität haben. Wird Ihr Schlaf regelmäßig durch den Partner gestört, dann ist es wichtig, in einem ersten Schritt das Problem zur Sprache zu bringen. Als Nächstes definieren Sie ein Ziel – zum Beispiel: »Wieder gut schlafen können« – und räumen Sie der Erreichung dieses Ziels höchste Priorität ein.

- Schlafprobleme mit dem Partner diskutieren. Binden Sie den Partner in all Ihre Überlegungen und Strategien von Anfang an mit ein, und diskutieren Sie mit ihm alle Details. Vermeiden Sie es, über ihn zu bestimmen oder ihm zum »Problem« oder »Patienten« zu stempeln. Er ist kein »Alien«, sondern Ihr Partner.

- Strategien entwerfen. Zusammen mit Ihrem Partner besprechen Sie mögliche Strategien zur Erreichung des Ziels »Wieder gut schlafen können«. Denken Sie auch an die Inanspruchnahme professioneller Hilfe, denn hinter »harmlosem« Schnarchen kann sich eine schwerwiegende Schlafstörung verbergen. Egal, für welche Lösung Sie sich entscheiden, es soll eine gemeinsame Lösung sein.

- Nicht aufgeben! Schlaf hat neben der biologischen Seite auch eine Verhaltenskomponente. Verhalten wird gelernt und kann auch wieder »verlernt« werden. Beim Schlafverhalten ist es nicht viel anders. Doch etwas zu verlernen braucht Zeit, und Geduld ist angesagt. Geben Sie also nicht auf, wenn Strategien oder Maßnahmen nicht sofort zum Erfolg führen!

Literaturverzeichnis

Araoz, Daniel / Kalinsky, Ellen: Wives prefer reading: stress and female sexuality. Stress Medicine, 1986; 2: 113–117

Ashtyani, Hormos / Hutter, Deborah / Hackensack, N.: Collateral Damage, The effects of obstructive sleep apnea on bed partners. Chest, 2003; 124(3): 780–781

Baddock, Sally u. a.: Bed-sharing and the infant's thermal environment in the home setting. Arch Dis Child, 2004; 89: 1111–1116

Baddock, Sally u. a.: Sleep arrangements and behavior of bed-sharing families in home setting. Pediatrics, 2007; 119(1): 200–207

Baehr, Erin / Revelle, William / Eastman, Charmane: Individual differences in the phase and amplitude of the human circadian temperature rhythm: with an emphasis on morningness-eveningness. Journal of Sleep Research, 2000; 9: 117–127

Baker, Fiona / Driver, Helen: Circadian rhythms, sleep, and the menstrual cycle. Sleep Medicine, 2007; 8: 613–622

Barry, Herbert / Paxon, Leonora: Infancy and early childhood: cross-cutural codes. Ethology 1971; 10: 466–508

Behm, S. / Gros, E. / Jansen, G.: Effects of noise on health and well being. Stress Medicine, 1985; 1: 183–191

Björkelund, Cecilia u. a.: Women's sleep: longitudinal changes and secular trends a 24-year perspective. Results of The Population Study of Women in Gothenburg, Sweden. Sleep, 2002; 25(8): 894–896

Borbély, Alexander: Schlaf. Frankfurt a. M.: Fischer, 2004

Brissette, Suzanne u. a.: Sexual activity and sleep in humans. Biol. Psychiatry, 1985; 20: 758–763

Brown, Bruce: Slumber's unexplored landscape. Science News, 1999: 150; 205

Burleson, Mary / Trevathan, Wenda / Greogory, Larry: Sexual behavior in lesbian and heterosexual women: relations with menstrual cycle phase and partner availability. Psychoendocrinology, 2002; 27: 489–503

Campbell, Scott u. a.: Gender differences in the circadian temperature rhythms of healthy elderly subjects: relationship to sleep quality. Sleep, 1989; 12(6): 529–536

Carskadon, Mary / Herz, Rachel: Minimal olfactory perception during sleep: Why odor alarms will not work for humans. Sleep, 2004; 27(3): 402–405

Cartwright, Rosalind / Knight, Sarah: Silent partner: the wives of sleep apneic patients. Sleep, 1987; 10(3): 244–248

Cortesi, Flavia u.a.: Cosleeping and sleep behavior in Italian school-aged children. Developmental and Behavioral Pediatrics, 2004; 25(1): 28–33

Dibie, Pascal: Wie man sich bettet. Eine Kulturgeschichte des Schlafzimmers. Stuttgart: Klett-Cotta, 1991

Dittami, John / Klösch, Gerhard u.a.: Sex differences in the reactions to sleeping in pairs versus sleeping alone in humans. Sleep and Biological Rhythms, 2007; 5: 271–276

Dittami, John / Grammer, Karl: Kommunikationskanäle beim Menschen und ihre Manipulation. In: Signale und Kommunikation: Mechanismen des Informationsaustauschs in lebenden Systemen. Heidelberg: Spektrum, 1993, S. 162–163

Duerr, Hans Peter: Nacktheit und Scham. Der Mythos vom Zivilisationsprozess. Frankfurt am Main: Suhrkamp, 1994

Dunkell, Samuel: Körpersprache im Schlaf. Schlafhaltungen und ihre Bedeutung. München: Droemer Knaur, 1977

Dzaja, Andrea u.a.: Women's sleep in health and disease. Journal of Psychiatric Research 2005; 39: 55–76

Ekirch, Roger: At day's close. A history of nighttime. London: Weidenfeld & Nicolson, 2005

Elias, Norbert: Über den Prozeß der Zivilisation: Soziogenetische und psychogenetische Untersuchungen. Band 1: Wandlungen des Verhaltens in den westlichen Oberschichten des Abendlandes. Frankfurt am Main, Suhrkamp, 1997

Gleichmann, Peter: Schlafen und Schlafräume. In: ders.: Soziologie als Synthese. Wiesbaden: VS-Verlag für Sozialwissenschaften, 2006, S. 87–97

Goel, Namni / Lao, Raymund: Sleep changes vary by odor perception in young adults. Biological Psychology 2006; 71: 341–349

Gordon, Susan / Grimmer, Karen / Trott, Patricia: Self reported versus recorded sleep position: An observational study. The International Journal of Allied Health Sciences and Practice, 2004; 2(1): http://ijahsp.nova.edu/articles/vol2num1/toc.html

Hale, Lauren: Who has time to sleep? Journal of Public Health, 2005; 27(2): 205–211

Hall, Calvin / Van de Castle, Robert: The Content Analysis of Dreams. New York, Appleton Century Crofts, 1966

Hayes, Mario u.a.: Bedsharing: temperament, and sleep disturbance in early childhood. Sleep, 2001; 24(6): 657–662

Heinisch, Klaus: Der utopische Staat. Reinbek: Rowohlt, 1960

Hejj, Andreas: Traumpartner,

Berlin–Heidelberg–New York: Springer, 1996

Hislop, Jenny / Arber, Sara: Sleepers Wake! The gendered nature of sleep disruption among mid-life women. Sociology, 37(4): 695–711

Hislop, Jenny / Arber, Sara: Sleep, gender and ageing: Temporal perspectives in the mid-to-later life transition. In: Calasanti, T. / Slevin, K. (Hrsg.): Age Matters: Realigning Feminist Thinking. London: Routledge, 2006, S. 225–246

Holzinger, Brigitte: Anleitung zum Träumen. Stuttgart: Klett-Cotta, 2007

Jenni, Oscar / O'Connor, Bonnie: Children's sleep: An interplay between culture and biology. Peiatrics, 2006; 115: 204–216

Kapsimakis, Fotis / Kryger, Meir: Gender and obstructive sleep apnea syndrome, part 1: Clinical features. Sleep, 2002; 25: 409–416

Kapsimakis, Fotis / Kryger, Meir: Gender and obstructive sleep apnea syndrome, part 2: Mechanisms. Sleep, 2002; 25: 497–504

Klösch, Gerhard u.a.: The SIESTA Project. Polygraphic and Clinical Database. A new Approach to Studying Subjective and Objective Measurements of Human Sleep. IEEE Engineering in Medicine and Biology, 2001: 20 / 3; 51–57

Klug, Gabriele: Der Schlaf als Alltagserfahrung in der deutschsprachigen Dichtung des Hochmittelalters, Frankfurt am Main: Lang, 2007

Kräuchi, Kurt: The human sleep-wake cycle reconsidered from a thermoregulatory point of view. Physiology & Behavior, 2007; 90: 236–245

Kräuchi, Kurt / Cajochen, Christian / Wirz-Justice, Anna: Waking up properly: is there a role of thermoregulation in sleep inertia? Journal of Sleep Research, 2004; 13: 121–127

Kräuchi, Kurt / Wirz-Justice, Anna: Circadian clues to sleep onset mechanism. Neuropsychopharmacology, 2001; 25: 92–96

Kräuchi, Kurt u.a.: Warm feet promote the rapid onset of sleep. Nature, 1999; 401: 36–37

Kräuchi, Kurt: The human sleep-wake cycle reconsidered from a thermoregulatory point of view. Physiology & Behavior, 2007; 90: 236–245

Kripke, D. F. / Garfinkel, L. / Wingard, D. L.: Mortality associated with sleep duration and insomnia. Arch Gen Psychiatry, 2002; 59(2): 131–136

Kubota, Tomio u.a.: Characteristic features of the nocturnal sleeping posture of healthy men. Sleep and Biological Rhythms, 2003; 1: 183–185

Lange, Alfred u. a.: Sleep-wake patterns of partners. Perceptual and Motor Skills, 1998; 86: 1141–1142

Larsson, Maria / Lövdén, Martin / Nilsson, Lars-Göran: Sex differences in recollective experience for olfactory and verbal information. Acta Psychologica, 2003; 112: 89–103

Lauer, Hans: Schlafdiätetik im Mittelalter. Somnologie, 1998; 2: 151–162

Lee, Kathryn u. a.: Circadian rhythms and sleep patterns in urban greek couples. Biological Research for Nursing, 2007; 9(1): 42–48

Lorrain, Dominique / De Koninck, Joseph: Sleep position and sleep stages: Evidence of their independence. Sleep, 1998; 21(4): 335–340

Mao, Amy u. a.: A comparison of the sleep-wake patterns of cosleeping and solitary-sleeping infants. Child Psychiatry Hum Dev., 2004: 35(2): 95–105

McGarvey, C. u. a.: An 8 year study of risk factors for SIDS: bed-sharing versus non-bed-sharing. Ach Dis Child, 2006; 91: 318–323

McKenna, James / McDade, Thomas: Why babies should never sleep alone: A review of the co-sleeping controversy in relation to SIDS, bedsharing and breast feeding. Pediatric Respiratory Reviews, 2005; 6: 134–152

McKenna, James u. a.: Infant-parent co-sleeping in an evolutionary perspective: Implications for understanding infant sleep development and the Sudden Infant Death Syndrome. Sleep, 1993; 16(3): 263–282

McKenna, James: Cultural Influences on Infant Sleep. In: Loughlin, J. / Carroll, J. / Marcus, C. (Hrsg.): Sleep and Breathing in Children: A Developmental Approach. New York: Marcell Dekker, 2000, S. 199–230

Meadows, Robert u. a.: Investigating couples sleep: an evaluation of actigraphic analysis techniques. Journal of Sleep Research, 2005; 14: 377–386

Meier, Uta: Das Schlafverhalten der deutschen Bevölkerung – eine repräsentative Studie. Somnologie, 2004; 8: 87–94

Mitchell, William u. a.: Effects of positive and negative mood on sexual arousal in sexually functional males. Archives of Sexual Behavior, 1998; 27: 197–207

Monroe, Lawrence: Transient changes in EEG sleep patterns of married good sleepers: The effects of altering sleeping arrangement. Psychophysiology, 1969; 6(2): 330–337

Mosko, Sarah / Richard Christopher / McKenna, James: Maternal sleep and arousals during bedsharing with infants. Sleep, 1997; 20(2): 142–150

Ohayon, Maurice u. a.: Meta-analysis of quantitative sleep parameters from childhood to old age in healthy individuals: developing normative sleep values across the human. Sleep, 2005; 27(7): 1255–1273

Ohayon, Maurice: Epidemiology of insomnia: what we know and what we still need to learn. Sleep Medicine Reviews, 2002; 6(2): 97–111

Ohayon, Maurice: Prevalence and correlates of nonrestorative sleep complaints. Arch Intern Med, 2005: 165; 35–41

Palmer, John / Udry, Richard / Morris, Naomi: Diurnal and

weekly, but no lunar rhythm in human copulation. Human Biology, 1982; 54: 111–121

Pankhurst, Francesca / Horne, Jim: The influence of bed partners on movement during sleep. Sleep 1994; 17(4): 308–315

Parish, James / Lynh, Philip: Quality of life in bed partners of patients with obstructive sleep apnea or hypopnea after treatment with Continuous Positive Airway Pressure. Chest, 2003; 124(3): 942–947

Platen, Moritz: Die Neue Heilmethode. Lehrbuch der naturgemäßen Lebensweise, der Gesundheitspflege und der arzneilosen Heilweise. Berlin–Leipzig–Wien–Stuttgart, 1896

Rahman, Quazi / Siber, Kevin: Sexual orientation and the sleep-wake cycle: A preliminary investigation. Archives of Sexual Behavior, 2000: 29; 127–134

Raymann, Roy / Swaab, Dick / Van Sommeren, Eus: Cutaneous warming promotes sleep onset. Am J Physiol Regul Integr Comp Physiol, 2005; 288: 1589–1597

Refinetti, Roberto: Time for sex: Nycthemeral distribution of human sexual behavior. Journal of Circadian Rhythms, 2005; 4

Reyner, Louise / Horne, Jim: Gender- and age-related differences in sleep determined by home-recorded sleep logs and actimetry from 400 adults. Sleep, 1995; 18: 127–134

Richard, Christopher / Mosko, Sarah / McKenna, James: Sleeping position,

orientation, and proximity in bedsharing infants and mothers. Sleep, 1996; 19(9): 685–690

Rikowski, Anja / Grammer, Karl: Human body odour, symmetry and attractiveness. Proc R Soc Lond B, 1999; 266: 869–874

Rosenblatt, Paul: Two in a bed. The social system of couple bed sharing. New York: State University of New York Press, 2006

Rust, John / Golombok, Susan: Stress and marital discord: Some sex differences. Stress Medicine, 1990; 6: 25–27

Saletu, Bernd / Saletu-Zyhlarz Gerda: Was Sie schon immer über Schlaf wissen wollten. Wien: Ueberreuter, 2001

Scheers, N. J. / Rutherford, George W. / Kemp, James: Where should infants sleep? A comparison of risk for suffocation of infants sleeping in cribs, adult beds, and other sleeping locations. Pediatrics, 2003; 112(4): 883–889

Schmeiser-Rieder, Anita u.a.: Self reported prevalence and tratment of sleep disorders in Austria. Journal of Epidemiology Community Health, 1995; 49: 645–646

Schmidt, Gunter / Matthiesen, Silja / Meyerhofer, Ute: Alter, Beziehungsform und Beziehungsdauer als Faktoren sexueller Aktivität in heterosexuellen Beziehungen. Zeitschrift für Sexualforschung 2004; 17: 116–133

Schredl, Michael / Piel, Edgar: Gender differences in dream recall:

data from four representative German samples. Personality and Individual Differences, 2003; 35: 1185–1189

Schredl, Michael: Träume. Berlin: Ullstein, 2007

Soldatos, Constantin u. a.: How do individuals sleep around the world? Results from a single-day survey in ten countries. Sleep Medicine, 2005; 6: 5–13.

Spork, Peter: Das Schlafbuch. Reinbek: Rowohlt, 2007

Steger, Brigitte / Brunt, Lodewijk: Night-time and sleep in Asia and the West. Beiträge zur Japanologie, Bd. 38, Wien 2006

Stopes, Marie: Das Liebesleben in der Ehe. Zürich und Leipzig: Orell Füssli, 1927

Strawbridge, William / Shema, Sarah / Roberts, Robert: Impact of spouses' sleep problems on part-ners. Sleep, 2004; 27(3): 527–531

Taillard, Jacques / Philip, Pierre / Bioulac, Bernard: Morningness / eveningness and the need for sleep. Journal of Sleep Research, 1999; 8: 291–295

Thoreau, Henry David: Walden oder Leben in den Wäldern. Zürich: Diogenes, 1971

Udry, Richard / Morris, Naomi: Distribution of coitus in the men-strual cycle. Nature, 1968; 220: 593–596

Udry, Richard / Morris, Naomi: Effect of contraceptive pills on the distribution of sexual activity in the menstrual cycle. Nature, 1970; 227: 502–503

Valentin, Stephan: Commentary: Sleep in German infants – The »cult« of independence. Pediatrics, 2005; 115(1): 269–271

Voss, Ursula / Kolling, Thorsten / Heidenreich, Thomas: Role of monitoring and blunting coping style in primary insomnia. Psychosomatic Medicine, 2006; 68: 110–115

Williams, Simon: Sleep and society. Abingdon, Routledge, 2005

Winnicott, Donald: Through paediatrics to psychoanalysis. Basic Book: New York, 1975

Wittmann, Marc u.a.: Social jetlag: mis-alignement of biological and social time. Chronobiol Int, 2006; 23: 497-509

Worthman, Carol / Melby, Melissa: Towards a comparative develop-mental ecology of human sleep. In: Carskadon Mary C. (Hrsg.): Adolescent Sleep Patterns. Cambridge (GB): Cambridge University Press, 2002, S. 69–117

Wright, Kenneth / Badia, Pietro: Effects of menstrual cycle phase and oral contraceptives on alert-ness, cognitive performance, and circadian rhythms during sleep deprivation. Behavioural Brain Research, 199; 103: 185–194

Zeitlhofer, Josef u.a.: Die Schlaf-gewohnheiten der Österreicher (ASRA-Umfrage 2007). Neuro-logisch, 2007; 2: 3–9

Zulley, Jürgen: Mein Buch vom guten Schlaf. München: Zabert Sandmann, 2005

Zitatnachweise

S. 17. aus: Honoré de Balzac: Physiologie der Ehe oder eklektisch-philosophische Betrachtungen über Glück und Unglück in der Ehe. Deutsch von Joachim Huppelsberg. © Scherpe Verlag, Krefeld 1951

S. 31, aus: B. F. Skinner: Futurum Zwei. Die Vision einer aggressionsfreien Gesellschaft. Deutsch von Martin Beheim-Schwarzbach. © Rowohlt Verlag, Reinbek 1976, S. 131 f.

S. 81, aus: Leif GW Persson: Eine andere Zeit, ein anderes Leben. Deutsch von Gabriele Haefs. © btb Verlag, München 2006, S. 354

S. 105, aus: Alexandra Marinina: Der gestohlene Traum. Deutsch von Natascha Wodin. © S. Fischer Verlag, Frankfurt am Main 2004, S. 92

S. 125, aus: Robert Ludlum: Das Osterman Wochenende. Deutsch von Heinz Zwack. © Heyne Verlag, München 1991, S. 78

S. 149, aus: Jurek Becker: Amanda herzlos. © Suhrkamp Verlag, Frankfurt am Main 1994, S. 160

S. 169, aus: Gottfried von Straßburg: Tristan. Vers 17405; 3. durchges. Aufl., © Reclam Verlag, Stuttgart 1985, S. 449 f.

S. 191, aus: Jurek Becker: Amanda herzlos. © Suhrkamp Verlag, Frankfurt am Main 1994, S. 160